Aikido

Die friedliche Kampfkunst

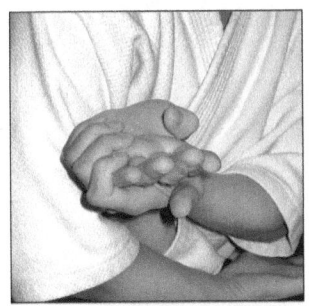

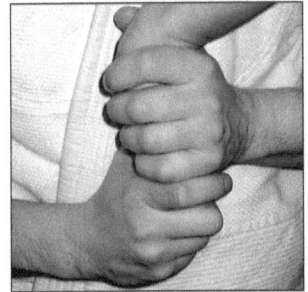

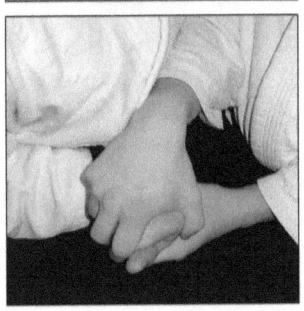

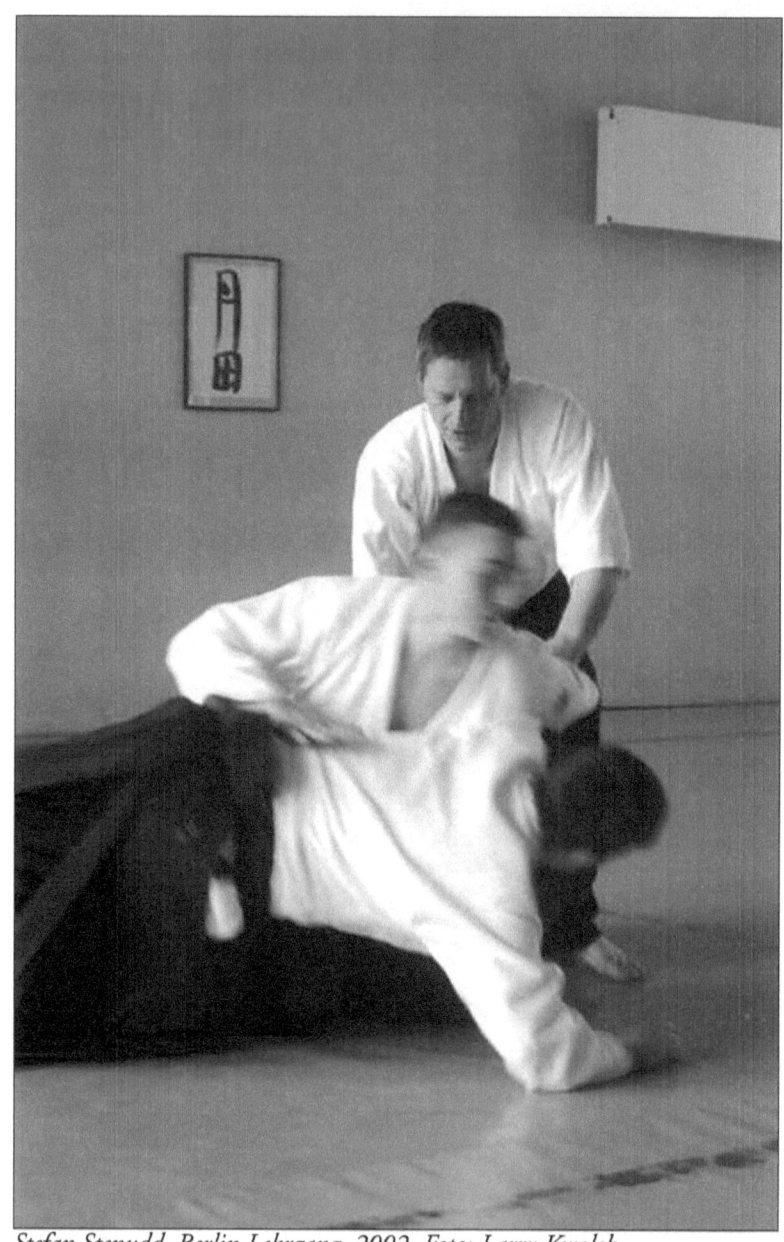

Stefan Stenudd, Berlin Lehrgang, 2002. Foto: Larry Kwolek.

Aikido

Die friedliche Kampfkunst

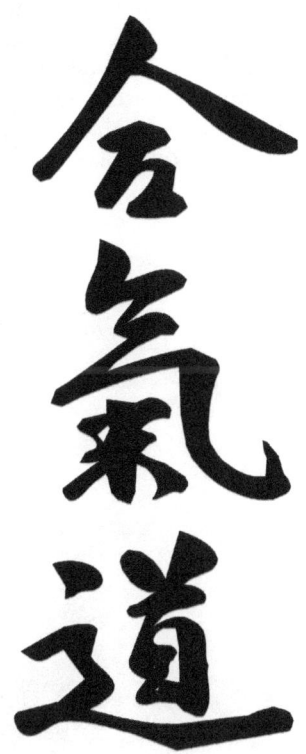

Stefan Stenudd

arriba

Stefan Stenudd ist Inhaber des 6. Dan Aikikai, unterrichtet Aikido in Malmö und gibt regelmäßig Lehrgänge in anderen Aikido-Clubs in Schweden sowie in Berlin, München, Tschechien und der Slowakei. Er ist Vizepräsident der Internationalen Aikido Förderation (IAF) und Mitglied des Graduierungskomitees des Aikikai Schweden. Außerdem ist er Schriftsteller, Künstler und Ideenhistoriker. Als solcher hat er zahlreiche Bücher veröffentlicht, sowohl Romane als auch Fachbücher. Zu den letztgenannten gehören Interpretationen des chinesischen Klassikers *Tao Te King* sowie des japanischen Samurai-Klassikers *Go Rin no Sho* (Das Buch der fünf Ringe) von Miyamoto Musashi. Seine Romane erkunden existenzielle Themen, vom Steinzeitdrama bis hin zu Science Fiction; sie konzentrieren sich in jüngerer Zeit jedoch mehr auf die Gegenwart. Als Ideenhistoriker widmet er sich Denkmustern in Schöpfungsmythen ebenso wie der *Poetik* des Aristoteles. Seine umfangreiche Webseite enthält jede Menge Aikido-Material in englischer Sprache: **www.stenudd.com**

Aikido. Die friedliche Kampfkunst
© Stefan Stenudd 1992, 1998, 2004, 2012.
Übersetzung: Sabine Neumann
Editor: Sylvia Mucke
Arriba Verlag, Box 6001, 200 11 Malmö, www.arriba.se
ISBN 978-91-7894-056-1

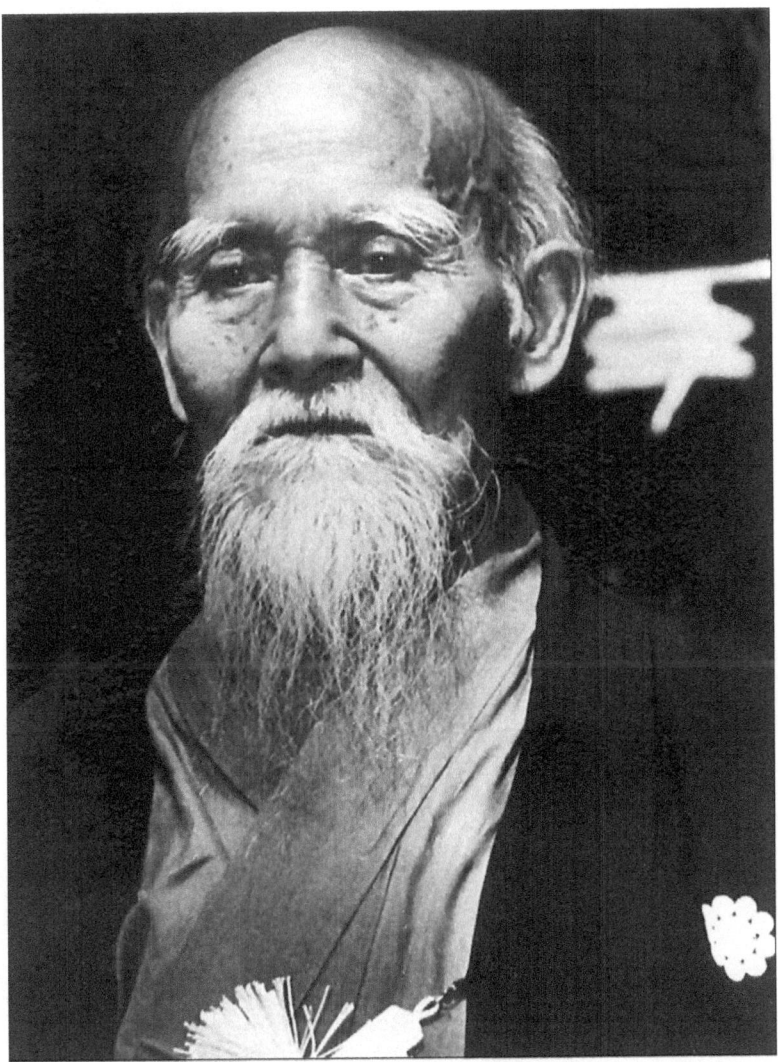

Osensei Morihei Ueshiba (1883-1969), der Aikido begründete und es bis zu seinem Tod lehrte.

„Der Kern des Aikido ist es, Harmonie mit der Bewegung des Universums zu erlangen und mit dem Universum selbst in Einklang zu sein. Wer zum Kern des Aikido gelangt ist, hat das Universum in sich und kann sagen: Ich bin das Universum."

Morihei Ueshiba,
Begründer des Aikido

PHONE: TOKYO (03)3203—9236
FAX: TOKYO (03)3204—8145

AIKIKAI
AIKIDO WORLD HEADQUARTERS
17-18 WAKAMATSU-CHO, SHINJUKU-KU
TOKYO 162, JAPAN

November 18, 1992

Dear Sir,

Thank you very much for your new book.

Although I am unable to read the language itself, I
find the book to be a magnificent literary work.

I pay my respects to your sincere attitude toward
pursuing the truth of Aikido and hope your career as
a writer will be more successful in the future.

Doshu sends his kind regards.

Yours truly,

Moriteru Ueshiba
Executive Director
Aikido Hombu Dojo

Moriteru Ueshibas Gruß nach der Ausgabe der ersten Auflage.

Aikido

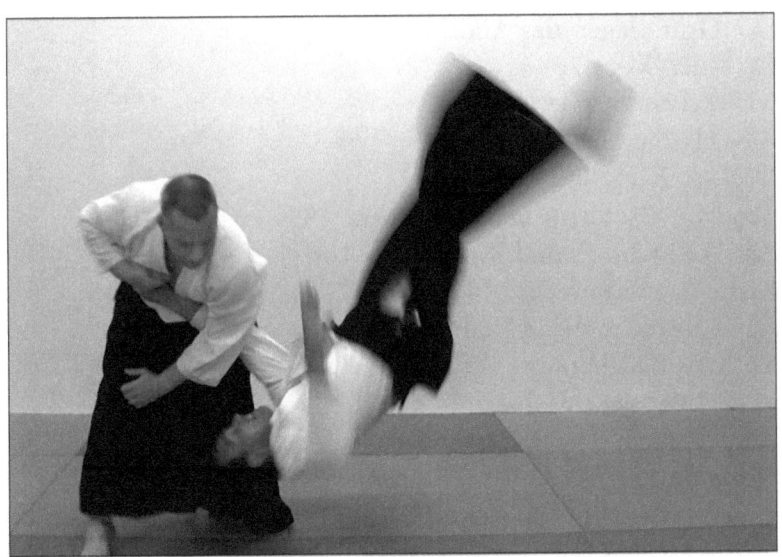

Inhalt

Vorwort 9

Die Prinzipien des Aikido 15
Die unmögliche Kampfkunst 16
Kein Gegner, kein Kampf 20
Morihei Ueshibas Weg 25
Wasser, Luft und Vakuum 29
So wie die Jungen 37
Weiblicher Vorteil 44
Wegwerfen 46
Können oder lernen 54
Hier und jetzt 60
Gemeinsame Fahrt 63
Die Sache mit der Selbstverteidigung 67
Wohlbehagen 71

Die Grundlagen des Aikido 75
Do – der Weg 76
Ki – Lebensenergie 83
Ai – Harmonie 92
Dreieck, Kreis und Quadrat 97
Tanden – das Zentrum des Körpers 99
Aiki – Rhythmus und Richtung 105
Kiai – Kraft sammeln 111
Kamae – die perfekte Stellung 117
Kokyu – Bauchatmung 125
Maai – der sichere Abstand 130
Irimi, Tenkan – nach innen, nach außen 133
Omote, Ura – Vorderseite, Rückseite 136
Gotai – statisches Training 139
Jutai – weiches Training 143
Kinagare – fließendes Training 147
Zanshin – der ausgestreckte Geist 151
Uke – der geführt wird 154
Keiko – trainieren, trainieren, trainieren 160
Takemusu – grenzenlose Improvisation 163
Nen – eins mit dem Augenblick 166
Kototama – die Seele der Wörter 170

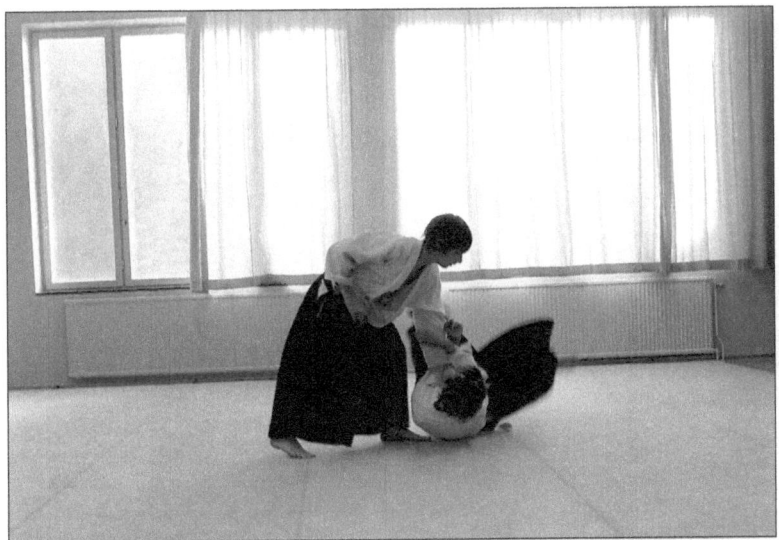

Der Autor (links) in Järfalla, Schweden, 1975, bei einer Form von Kokyunage. Hier fing er 1972, im Alter von 18 Jahren, mit Aikido an.

Vorwort

Ich war siebzehn Jahre alt, als ich das erste Mal von der merkwürdigen japanischen Kampfkunst Aikido hörte. Es war Krister, ein um einige Jahre älterer Freund, der erzählte, dass er es trainiere.

Wie ernst er das Ganze nahm, begriff ich teilweise daraus, dass er so lange damit gewartet hatte, etwas von seinem Wissen preiszugeben – obwohl er sicher wusste, wie sehr das einem Teenager imponieren würde – und teils aus seiner behutsamen, feierlichen Art, von Aikido zu erzählen. Krister beschrieb etwas ganz anderes als eine Reihe von Tricks, um einen doppelt so großen Gegner zu Fall zu bringen, auch etwas anderes als einen Sport, der zu einer gesunden Seele in einem gesunden Körper führt. Wovon Krister erzählte, war eine Art zu leben – eine Kunst, eine Philosophie, ja, eine Art Religion.

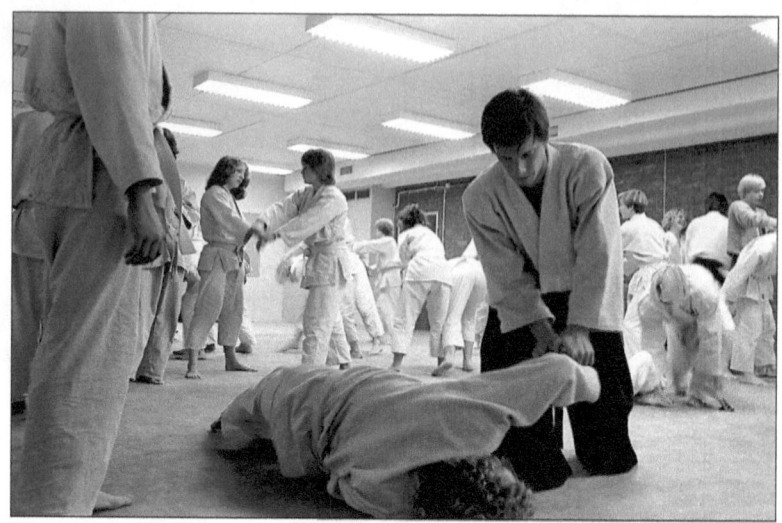

Der Autor zeigt 1981 in Brandbergen, in dem Dojo, das er im selben Jahr gründete, die Technik Yonkyo.

Schließlich, als ich Kristers sowohl faszinierender als auch unbegreiflicher Darlegung mit immer größeren Augen gelauscht hatte, musste ich ihn dazu bringen, mir zu zeigen, wie das zuging. Auch da zeigte er sich erstaunlich widerwillig. Als ich eine Weile auf ihn eingeredet hatte, zeigte er eine der einfachsten Techniken, *Aihanmi Katatedori Nikyo*, wobei mein Handgelenk auf eine solche Weise verdreht wurde, dass ich von dem stechenden Schmerz zu Boden fiel.

Mein Handgelenk tat so weh, als wäre es gebrochen, obwohl es unverletzt war, und sicher hatten die Knie von meinem abrupten Aufschlagen auf dem Boden blaue Flecken bekommen, aber ich war hingerissen von diesem einen: der Schönheit der Technik. Krister hatte seine Hand nur um die meine gewickelt, so einfach wie ein Schmetterling mit den Flügeln schlägt, wenn er auf einem Grashalm sitzt.

Das war alles. Und ich ging so plötzlich zu Boden wie durch einen Hammerschlag.

Das war schön, mitten im Schmerz. Das war magisch, unbegreiflich, obwohl es so einfach aussah. Das wollte ich lernen. Als der Anfängerkurs im Herbst begann, stand ich da, in meinem blauen Trainingsanzug, aufgeregt und erwartungsvoll.

Aikido

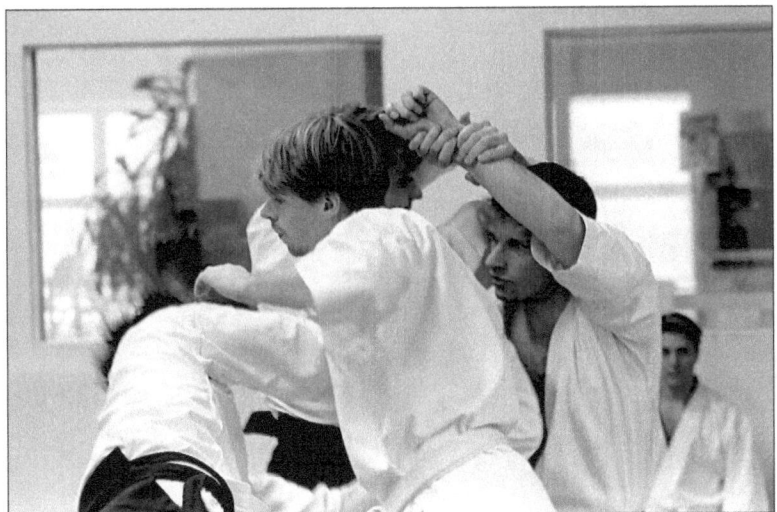

Der Autor 1994 beim Taninzugake (mehrere Angreifer) in seinem gegenwär-
tigen Dojo in Malmö.

Wie ein sich dunkelnder Himmel, auf dessen Hintergrund
Stern um Stern sich für das Auge offenbart, so hat Aikido mir im
Laufe der Jahre immer größere Reichtümer enthüllt. Und doch
glaube ich, dass dieser Halbwüchsige, der von Kristers *Nikyo* zu
Boden plumpste, faktisch alles sah, womit danach Jahre des Trainings mich bekanntmachten. Was folgte, waren weder mehr noch
weniger als Bekräftigungen – lebendige Bekräftigungen.

Wie exotisch einige der Bewegungsmuster im Aikido auch
sind, sie werden immer von einem Gefühl des Wiedererkennens
begleitet. Wenn man es schafft, dass die Technik irgendwie funktioniert, ist sie nicht länger wie eine Vokabel einer fremden Sprache, die man nach stundenlangem Pauken endlich auswendig gelernt hat.

Nein, sie ist ein alter Freund, der sich nach einer Weile der
Abwesenheit zeigt, oder ein kleiner Muskel, der lange geruht hat
und jetzt wieder in Gebrauch genommen wird. Alle Geheimnisse
des Aikido sind déja vu – man erkennt sie wieder.

Wie kann das so sein? Vielleicht dürfen wir mit Platon sagen,
dass der Mensch nichts lernen kann als das, was er in seinem
Innersten schon von Anfang an konnte. Alle Weisheit ist von Geburt an in unseren Köpfen, wir müssen uns nur daran erinnern.

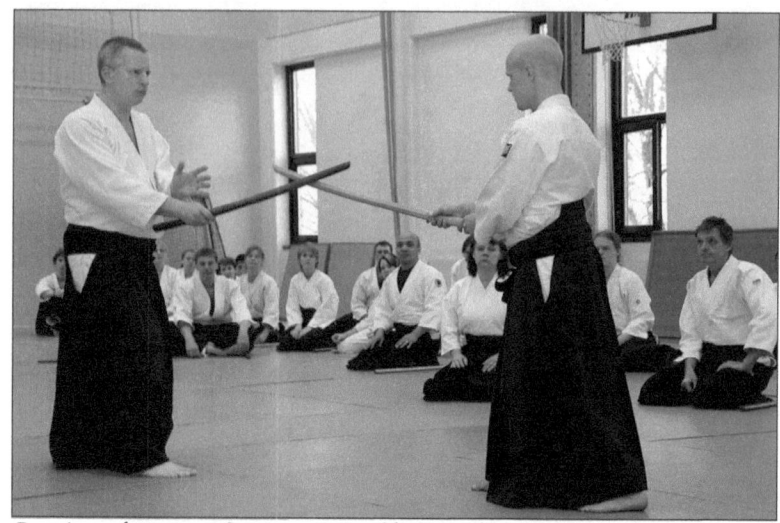

Der Autor bei einem Seminar in Stockholm, Schweden, 2007. Uke (rechts) ist Mathias Hultman, 3. Dan Aikikai. Foto: Magnus Burman.

Das ist nicht wunderlicher als der Gedanke, dass etwas aus etwas kommen muss, niemals aus nichts.

Eine solche Vorstellung ist mir nicht fremd, aber genauer ausgedrückt begreife ich in meinem Inneren, dass das Wiedererkennen einem bestimmten Umstand entspringt: Das, was ich von Anfang an wiedererkennen und klar sehen kann – wie wenig ich es auch geübt habe – ist das Wahre.

Was wahr ist, völlig wahr, wird unmittelbar von jedem Menschen wiedererkannt – wenn er nur will. Wenn ich irgend auf meine Sinnen vertrauen konnte, so wusste ich also vom ersten Augenblick an: Aikido ist wahr.

Malmö, im August 1992

Vorwort zur zweiten Auflage

Als die erste Auflage dieses Buches 1992 erschien, fand es sowohl einen Absatz als auch eine Hochschätzung, die mich überraschten. Selbst hatte ich eher damit gerechnet, gewisse Kritik dafür zu bekommen, dass ich es wagte, über die Prinzipien und die Philosophie von Aikido zu spekulieren – wir haben in dieser Hinsicht eine Tendenz, alles, was nicht aus den ursprünglichen Quellen kommt, als loses Geschwätz, nahezu als Lästerung abzutun. Auf

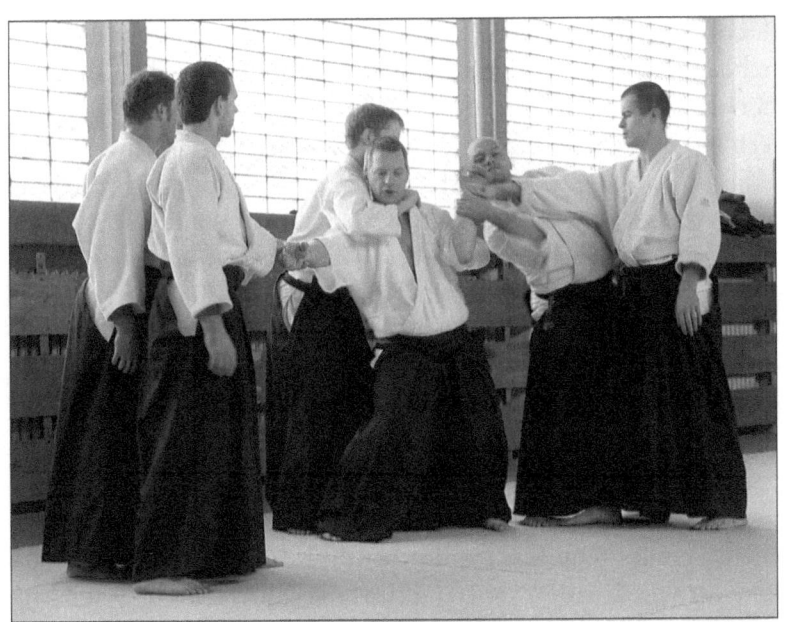

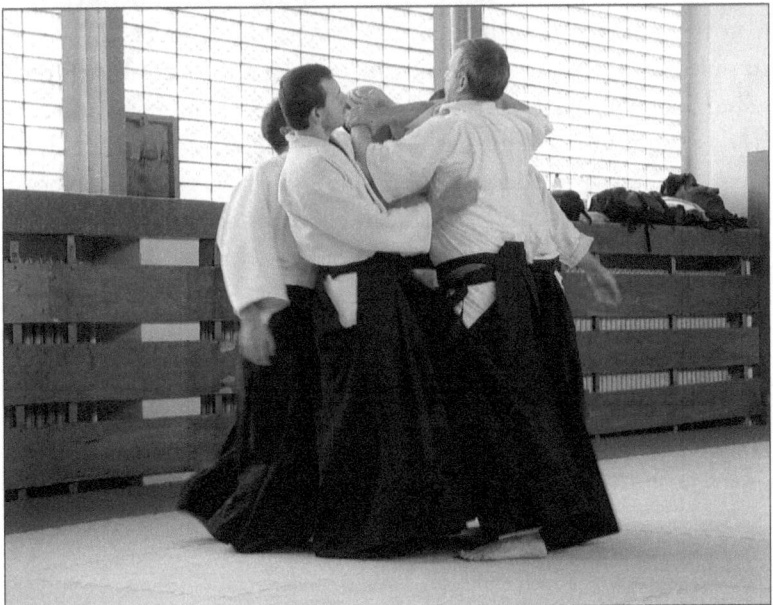

Taninzugake (mehrere Angreifer) auf einem Seminar in Pardubice, Tschechien, 2003. Fotos: Leos Matousek.

Die friedliche Kampfkunst

diese Weise können wir in unserer Demut so weit gehen, dass wir nahezu von ihr erstickt werden. Ich will eher glauben, dass es höchste Zeit ist für uns, die wir diese verwirrende Kampfkunst lernen, dass wir – selbst wenn wir Westler sind – es wagen zu experimentieren, zu erneuern und ohne Stammeln zu erörtern, auch Aspekte, von denen wir nicht behaupten können, ein sicheres Wissen zu haben. Nur auf diese Weise kann Aikido sowohl am Leben gehalten werden als auch wachsen und sich entwickeln, sodass auch die Proselyten der Zukunft in Erstaunen versetzt werden und sofort feststellen, dass man dieser Sache eine Lebenszeit widmen kann, ohne ihrer überdrüssig zu werden.

Solchen Mut bei Aikidoausübern jeder Art zu wecken, dazu wird dieses Buch meiner Hoffnung nach beitragen.

In die neue Auflage wurden mehr Fotografien eingefügt, ebenso einige neue Textabschnitte und Komplettierungen vor allem der Geschichtsschreibung, was die Jahre seit 1992 betrifft. Außerdem habe ich mich mit der ständigen Kleinlichkeit des Autors nicht davon zurückhalten können, die Sprache ein wenig zu polieren. Im Wesentlichen ist jedoch der Inhalt des Buchs derselbe. Schneller geht die Entwicklung im Aikido nicht, scheint es, als dass ich nun feststelle, dass ich nach weiteren sechs Jahren Training ziemlich genau dasselbe über die Prinzipien und Grundlagen des Aikido denke – und ja, ich bin ebenso hilflos verzaubert.

Malmö, im Juni 1998
Stefan Stenudd

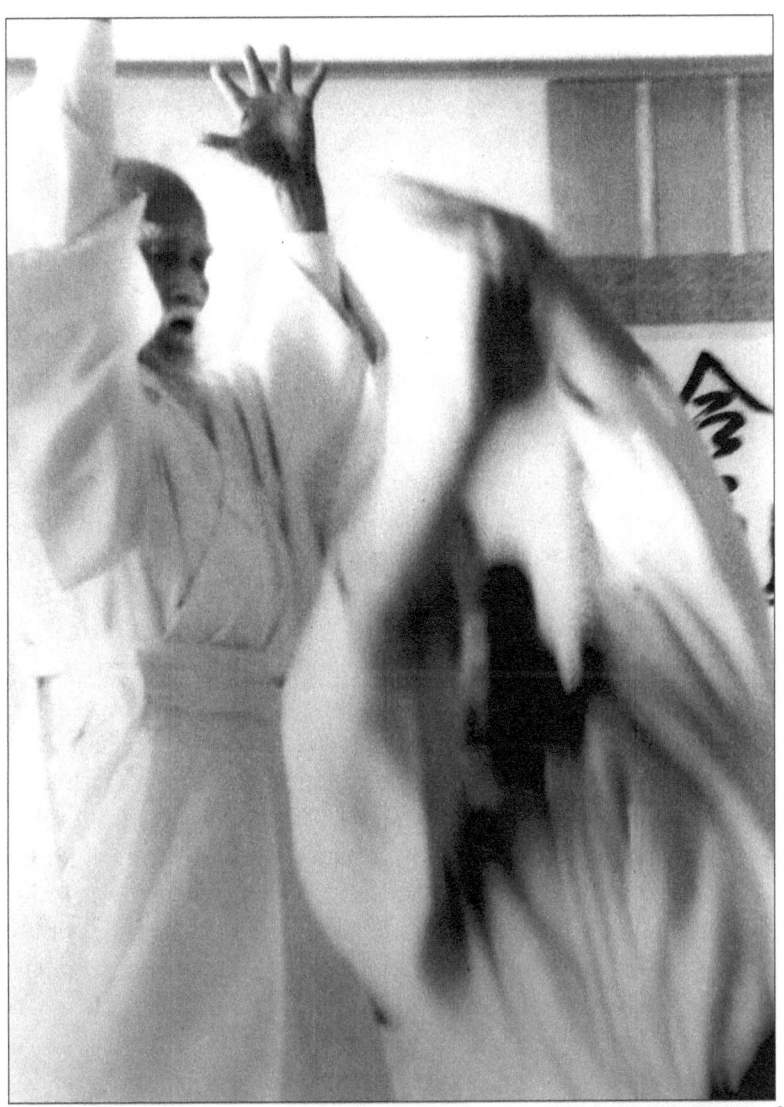

Morihei Ueshiba (1883-1969), der Begründer von Aikido, bei einem Wurf ohne Körperkontakt. Aikidoka nennen in gewöhlich Kaiso, Begründer, oder Osensei, Großer Lehrer. Foto mit freundlicher Genehmigung von Yasuo Kobayashi.

Die Prinzipien des Aikido

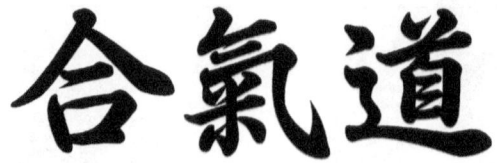

Die unmögliche Kampfkunst

Budo ist der zusammenfassende Name für alle japanischen Kampfkünste, wie Judo (Ringen), Karatedo (Schläge und Fußtritte), Kendo (Fechten), Iaido (Schwert), Kyudo (Bogenschießen), Jodo (Stock) und viele mehr. Wie diese hat auch Aikido seinen Ursprung in Japan und es teilt einen guten Teil seiner Eigenschaften mit den anderen Budoarten.

Jede der japanischen Kampfkünste hat sicherlich ihre technischen und theoretischen Besonderheiten, aber selbst wenn man das berücksichtigt, so nimmt Aikido eine Sonderstellung ein. Die meisten der Eigenheiten von Aikido kann man mit Negationen beschreiben: Im Aikido gibt es keinen Wettkampf, keine Angriffstechniken, keinen Gegner, man gebraucht keine Körperkraft, und es ist nicht möglich, den Weg abzukürzen. Selbst die grundlegendsten Bewegungen von Aikido sind schwer zu lernen, und es gibt wohl wenige, die von sich sagen, dass sie – selbst nach mehreren Jahrzehnten Training – Aikido auch nur teilweise beherrschen.

Man könnte also Aikido fast als völlig unmöglich bezeichnen. Der Weg ist lang bis zu den kurzen Augenblicken, da die eigenen Bewegungen sich nicht mehr plump anfühlen, und noch länger bis zu den seltenen Momenten, da man auch Harmonie mit den Bewegungen des Trainingspartners erfährt. Deshalb kann man leicht fragen, warum es überhaupt Menschen gibt, die sich darin versuchen.

Nun, wer beim Aikido bleibt – und das sind nicht überwältigend viele – scheint gerade von den Schwierigkeiten angezogen zu sein. Die moderne Welt bietet viel zu oft leicht errungene Beute, mit blendendem Äußeren und schalem Inhalt. Manche möchten deshalb auf etwas setzen, das an der Oberfläche nicht glänzt oder sogar fast abweisend zu sein scheint, dessen Inneres aber womöglich etwas völlig anderes birgt.

Es gibt zwar im Aikido eine Vielzahl von Techniken und Trainingsformen, doch sein sichtbarer Teil ist nur die Spitze des Eisbergs. Es ist sein Inneres, das eigentlich umfangreich ist, und je weiter man in der eigenen Entwicklung kommt, desto anspruchsvoller wird auch das Training. Der Anfänger ahnt die Komplexität von Aikido vielleicht, kann sie aber unmöglich in ihrer Gänze erkennen. Sie zeigt sich nur schrittweise, so wie eine Landschaft sich desto mehr dem Blick öffnet, je höher man steigt.

In Japan ist es eine anerkannte Tatsache, dass ein Schüler zu Beginn nicht wissen kann, was der Lehrer zu geben hat, selbst wenn dessen Methode die beste ist. Es dauert drei Jahre, so sagt man, bis der Schüler sich so viel angeeignet hat, dass er zu entscheiden vermag, ob der Lehrer und dessen Kenntnisse ihm zusagen. Erst nach dieser Zeit ist der Schüler in der Lage zu sagen, ob er sich einen anderen Lehrer suchen soll. Wer lange vor dem Ende dieser Dreijahresperiode eine Beurteilung abzugeben versucht, muss in die Irre gehen. Wenn er von Lehrer zu Lehrerin eilt, von einer Kunst zu einer anderen, so wird er nie etwas anderes finden als das, was er von Beginn an schon wusste. Mehr kann er ja nicht sehen. Für ihn ist der imponierendste Lehrer der, welcher seinem eigenen Können am nächsten ist, und die schönste Kunst die, die nichts anderes zeigt als das, was er schon kennt.

Höhere Qualitäten können wir nur ahnen, und Ahnung ist der einzige brauchbare Wegweiser für den Anfänger. Wir gehen dahin, wohin unsere Ahnung, unsere Intuition uns zieht, und wir bleiben, bis wir genau wissen, was uns angezogen hat. Dann können wir, wenn wir wollen, weitergehen.

Es dauert etwa drei Jahre, um zu diesem Punkt zu kommen. Ein altes japanisches Sprichwort lautet: Selbst auf einem Stein – drei Jahre. Das bedeutet, dass man selbst für etwas so Einfaches wie das Sitzen auf einem Stein drei Jahre braucht, um es zu lernen. Wenn man jeder Aufgabe im Leben mit dieser Einsicht be-

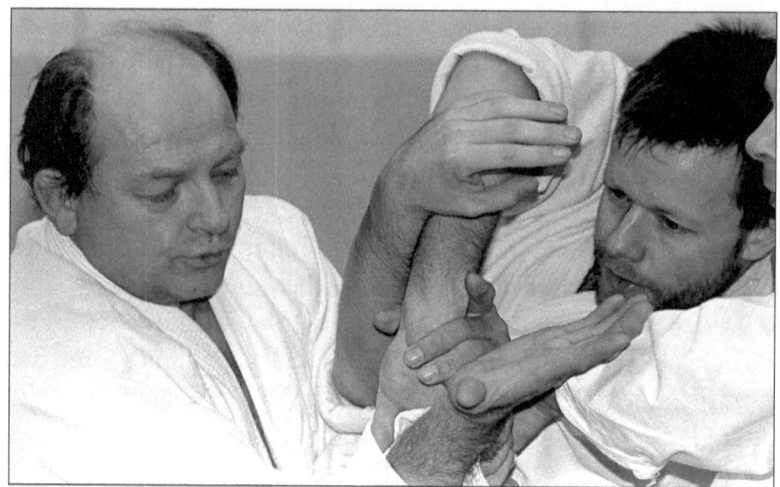

Jan Hermannsson, 7. Dan Aikikai Shihan, zeigt Sankyo an zwei Angreifern. Er ging bereits 1965 nach Japan, um dort Aikido zu praktizieren. Foto: Ulf Lundquist.

gegnet, wenn man bereit ist, sich jeder Aufgabe auf diese Weise mit Hingabe zu widmen, so kann man sich stattliche Fähigkeiten aneignen.

Das Sprichwort sagt im Grunde aber auch, dass wir nach den drei Jahren wirklich auf dem Stein sitzen können. Viele Lehrer, die Schüler mit einem Vertrag auf Lebenszeit an sich binden wollen, unterschlagen gewöhnlich diese Seite der Medaille. Seinen Schüler in fortwährender Abhängigkeit zu halten, kann für einen Lehrer von Vorteil sein, der keine hohe Meinung von seinem eigenen Können hat. Die Folge ist freilich, dass der Schüler, der sich in solchem Garn fangen lässt, nicht einmal in dreißig Jahren viel lernen wird.

Man kann freilich nicht behaupten, dass man alles innerhalb von drei Jahren beherrschen kann. Aber am Ende dieser Zeit muss man entscheiden können, ob einem die Sache zusagt oder nicht. Man ist seinem Lehrer dann noch nicht ebenbürtig, man ist auch noch nicht ein Meister seiner Kunst, aber man kann sich bereits deutlich vorstellen, wie weit der Lehrer und die Kunst einen auf dem Weg des Lebens führen können.

Von denen, die es einmal mit Aikido versuchen, kommt eine Minderheit auch ein zweites Mal, und es ist eine verschwindend geringe Anzahl, die nach dem ersten Halbjahr weitermacht. Diese bleiben in der Regel ihr Leben lang beim Aikido – ohne jemals das Gefühl zu haben, dass sie die Kunst beherrschen, und ohne jemals ihres Inhalts überdrüssig zu werden. Sie sind eine eigentümliche Schar. Jedes Freizeitinteresse, jedes Hobby, jede Sportart versammelt wohl Gleichgesinnte. Und vielleicht ist das auch eine ihrer wichtigsten Funktionen, ungeachtet ihrer jeweiligen Besonderheiten und Ausprägungen.

Wir leben in einer Welt, in der wir ständig von bedeutend mehr Menschen umgeben sind als wir wirklich kennenlernen können. In der Anthropologie spricht man vom Menschen als von einem Herdentier. Im weitaus längeren Abschnitt unserer Vergangenheit haben wir in kleinen Gesellschaften von ca. 80 Individuen gelebt. Darauf sind wir eingestellt. Die moderne Welt zwingt uns stattdessen in riesigen Horden zu leben, so als wären wir Schafe.

Ein beachtlicher Teil der geistigen Schwierigkeiten der Bewohner moderner Gesellschaften liegt darin begründet; deshalb streben wir unbewusst danach, uns mit einer Gruppe von Menschen zu umgeben, die der kleinen Herde entspricht, und andere Gesichter von uns fern zu halten. Wir brauchen also Methoden, um eine geeignete Gruppe zu finden, am besten natürlich eine Gruppe von Gleichgesinnten – oder von verwandten Seelen, wenn das möglich ist. Je spezieller ein Freizeitinteresse ist, desto klarer versammelt es eine homogene Gruppe. Worin die Stimmigkeit einer Gruppe genau besteht, kann man schwerer auseinandersetzen.

Aikidomenschen beschreiben sich in der Regel als Träumer und Grübler. Nie wählen sie Worte wie Athlet oder Kämpfer. Obwohl sie eine Kampfkunst trainieren, betrachten sie sich meistens als Pazifisten, und Gewalt hat absolut keinen Platz in ihrem Herzen. Das Ideal im Aikido besteht auch nicht darin, einen Streit zu gewinnen, sondern zu verhindern, dass ein Streit aufkommt – ja, die Gewalt selbst zunichte zu machen.

Aikido ist definitiv mehr Kunst als Sport, und als Kampfkunst viel eher Frieden als Kampf.

Kein Gegner, kein Kampf

Das Aikidotraining selbst ist denkbar klar in seiner Form. Einer greift an und einer verteidigt sich – Ersterer mit einem Griff, einem Schlag oder einer der vielen Waffen der Kampfkünste, Letzterer mit den weggleitenden Aikidobewegungen.

Die Angriffstechniken sind kein Aikido. Sie können von den anderen Kampfkünsten entliehen sein, oder ganz einfach ein Griff oder Schlag, welcher überhaupt nicht zu einer Kunst entwickelt wurde. Es ist nur die Verteidigung, die Aikido ist. Diese Verteidigung darf auch nicht im geringsten aggressiv ausgeführt werden, etwa um den Gegner zu unterwerfen und als Sieger dazustehen. Wenn es einen Sieger gibt, so sagt Aikido, so gibt es in Wirklichkeit zwei Verlierer. Die Techniken des Aikido sollen gekennzeichnet sein von unendlicher Folgsamkeit, sie führen die angreifende Kraft sanft an seinem Ziel vorbei und im Bogen auf einen harmlosen Schluss zu, in dem keiner Schaden nimmt. Sie sollen in einem friedvollen Geist ausgeführt werden, so als hätte ein Streit nie stattgefunden, und sollen sowohl den Angegriffenen als auch den Angreifenden vor Schaden bewahren.

Das Ideal ist nah, wenn ein außenstehender Beobachter sicher ist, dass der Verlauf zwischen Angreifer und Verteidiger abgesprochen ist, wenn es für ihn wie Mogelei aussieht. Idealerweise soll der Angreifer im Verlauf der Bewegung nie etwas anderes denken, als dass sie verläuft wie gewünscht und beabsichtigt, dass das, was geschieht, genau das ist, worauf der Angriff von Anfang an hinzielte.

Eine gute Weise, Aikido zu beschreiben, ist zu sagen, dass man nicht versucht, einen Angriff abzuwenden, sondern ihm zu seiner Vollendung zu verhelfen. Derjenige, welcher Aikido nicht trainiert, um seine eigenen Bewegungen beherrschen zu lernen, sondern als eine Möglichkeit, dem Angreifenden zur Vollendung

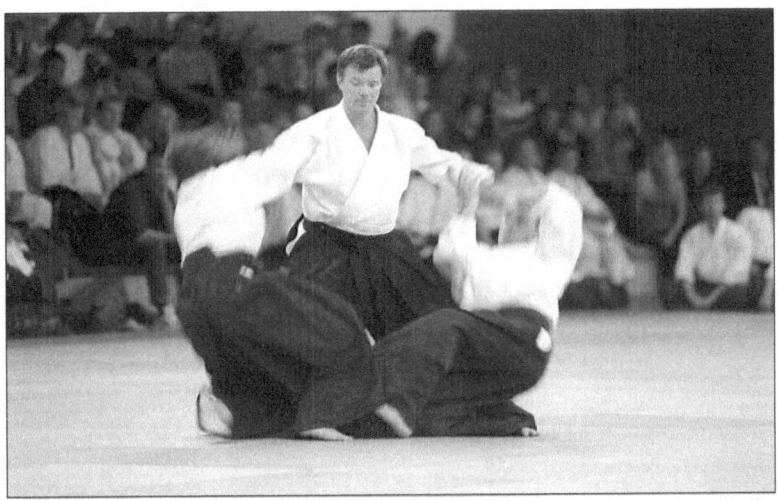

Jan Nevelius, 6. Dan Aikikai, zeigt bei einer Demonstration in Stockholm Futaridori Kokyuho, einen Atemwurf an zwei Angreifern. Foto: Magnus Hartman.

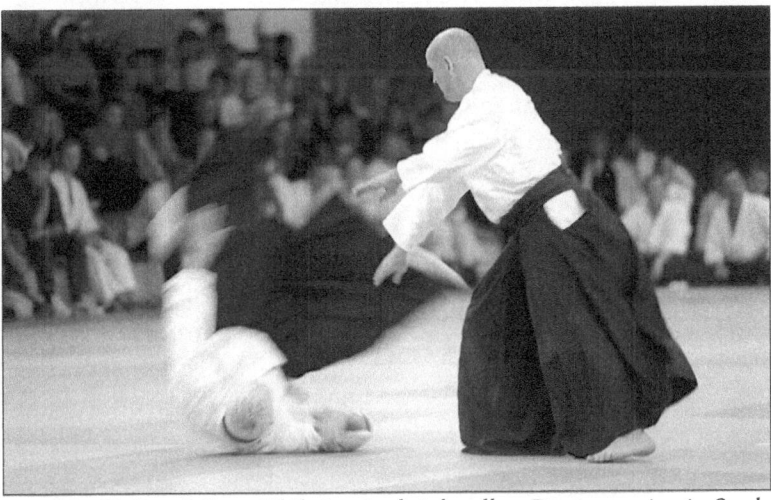

Mouliko Halén, 6. Dan Aikikai, zeigt bei derselben Demonstration in Stockholm Kokyunage, auch ein Atemwurf. Foto: Magnus Hartman.

seiner eigenen Bewegungen zu verhelfen, hat sicher eine große Anmut in seiner Ausführung. So gesehen ist es völlig einleuchtend, dass man im Aikido von Partnern, nicht von Gegnern spricht. Aikido soll beiden Übenden genauso behilflich sein.

Ebenso hat in einem solchen Ideal Wettkampf keinen Platz. Ein Wettkampf setzt voraus, dass des einen Vorteil des anderen

Nachteil ist, dass zwei Personen nicht gleich viel Gewinn haben oder das gleiche Ziel erreichen können. Stattdessen versuchen die Gegner in einem Wettkampf, den Gegener so schwach und plump wie möglich zu machen. Eine solche Einstellung vergrößert Konflikte, anstatt sie zu lösen, härtet die Ausführenden, anstatt sie weicher zu machen. Und die Grenze für die Entwicklung eines Menschen wird auf diese Weise ganz und gar vom Vermögen seines Gegners bestimmt. Für Aikido ist diese Grenze viel zu eng. Wenn beide Übende stattdessen zusammenarbeiten, können sie einander helfen und sich weit über die Grenzen dessen hinaus entwickeln, was ihre Voraussetzungen zu sein schienen.

Man wechselt sich ab. Zuerst greift der eine an, dann der andere. Ein korrekter Angriff setzt große Energie und Kraftansammlung voraus, die Verteidigung kann dagegen in entspanntem Zustand und in Folgsamkeit vor sich gehen. Der gerade, unbeugsame Angriff trifft auf eine ausweichende Verteidigung. Die gerade Linie des Angriffs wird in einen Bogen geführt, der genau dort aufhört, wo der Angreifende begonnen hat. Die Kraft kehrt zu ihrem Ursprung zurück und gar nichts ist geschehen. Gut ausgeführt wird die Bewegung in keiner Weise ein Kampf, sondern ein Tanz. Ein weicher Tanz ohne Kollisionen, ohne Kräftemessen.

Ebenso wichtig ist es im Aikido, die Techniken nicht als Konter, als Reaktionen auf plötzliche Angriffe zu sehen. Die Techniken sind Bögen und Spiralen, die sich ständig im Trainierenden bewegen – und im Raum, der ihn umgibt. Das ist ungefähr dasselbe wie der Tanz, der sich in der Melodie und im Rhythmus der Musik verbirgt. Was der Angreifende macht, ist ganz einfach eine Aufforderung zum Tanz.

Die Bewegungen kommen völlig natürlich aus der ständigen Gegenwart dieser Musik und dem einleitenden Schritt des Partners.

Die Musik des Aikido ist der Fluss von Energie, eine Bewegung, die ständig in unserem lebenden Kosmos vorhanden ist. Wenn es die Bewegung nicht gäbe, würde es kein Leben geben. Leben ist Bewegung, Existenz ist Bewegung. Aikido öffnet sich für die ständige Bewegtheit des Daseins und macht sie sich zu ei-

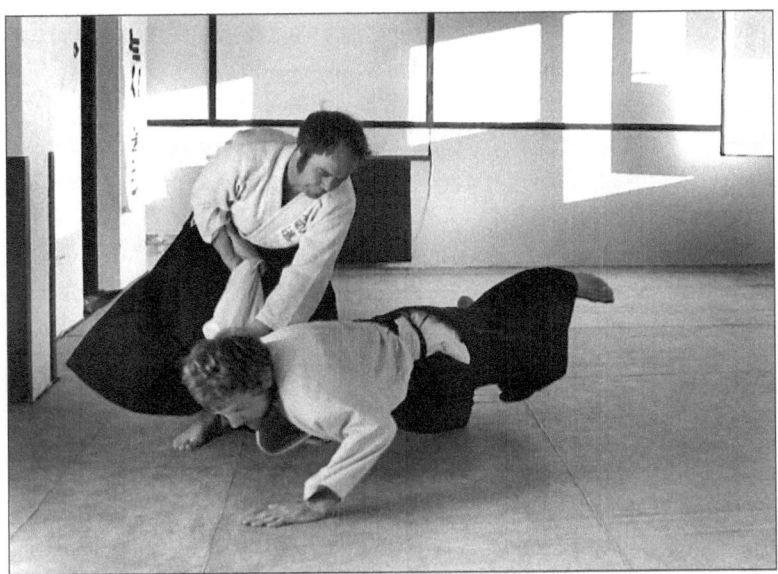

Zwei erfahrene Aikidoka in Stockhom. Foto: Magnus Hartman.

gen. Die Techniken sollen so natürlich sein wie die fundamentale Bewegung der Natur.

Diese Bewegung ist harmonisch. Gewaltige Himmelskörper kreisen elliptisch umeinander, Atome vibrieren in einem unbegreiflichen Leerraum, Hunderte von Tierarten bewegen sich unablässig umeinander im kleinsten Gehölz. Natürlich kommt es vor, dass sie zusammenstoßen, mit oder ohne Absicht, aber jeden Teil der Natur kennzeichnet vor allem eine Balance, eine reibungsfreie Ordnung zwischen allen Dingen. Das auf den ersten Blick zufällig wirkende Muster aller kleinen Bewegungen strebt ständig nach Frieden und Ruhe, wie eng die Ansammlung auch sein mag.

Alles bewegt sich, immer. Deshalb gibt es niemanden der anfängt, und auch niemanden, der aufhört. Der Wirbel der Bewegungen ist unabgeschlossen, ständig und überall fließend. Im Aikidotraining kommt es nur dazu, dass zwei Personen das ab und zu sichtbar machen. Es kann keinen Gewinner oder Verlierer geben in diesem Kontinuum, nicht einmal einen Initiator! Was vor sich geht, ist lediglich, dass der Angreifer versucht hat, sich gegen die natürliche, harmonische Bewegtheit aufzulehnen,

Die friedliche Kampfkunst

und deshalb sanft zu ihr zurückgeführt wird. Konflikt zu suchen heißt, sich in der Bewegung der Natur zu verirren – das ist nur möglich, wenn man aus dem Gleis seiner eigenen natürlichen Bewegung ausgespurt ist. Die Techniken des Aikido haben kein anderes Ziel als den Verirrten zurück auf sein eigenes Gleis zu führen.

Aikidotechniken werden dann richtig ausgeführt, wenn es in dem Geist geschieht, dass sie bereits ausgeführt wurden. Weil es sich nur darum handelt, den Partner zurück zum natürlichen Zustand zu führen, gibt es nur zwei Punkte: davor, als alles so war, wie es sein sollte, und danach, da alles wieder so ist, wie es sein soll. So als reiche man jemandem, der strauchelt, die Hand, oder als weckte man jemanden, der eingenickt ist. Wenn die Bewegung beginnt, ist sie schon ausgeführt. Es gibt verständlicherweise keine Möglichkeit, sie abzubrechen.

Die natürliche Bewegung ist allumfassend und allmächtig. Gegen sie zu verstoßen, beispielsweise in einem Angriff, ist deshalb unendlich anstrengend. Aber den Angriff zurück zur Harmonie zu führen, ist nur erholsam. Wer einen harmonischen Menschen angreift, versucht, die Ordnung der Natur zu stürzen, und das kann nicht glücken. Die Person, die den Angriff abwendet und die Balance bei seinem Angreifer wieder herstellt, tut nichts anderes als den Naturgesetzen zu folgen und kann deshalb nicht scheitern. Es gilt nur, das zu erkennen, und dann, es zu leben.

Morihei Ueshibas Weg

Alles bewegt sich und verändert sich – selbst Aikido. Das merkt man deutlich bei jedem Einzelnen, der beginnt es zu lernen. Obwohl es ein und derselbe Idealzustand sein muss, der Neuanfänger zum Training lockt, so werden sie schnell von den anfänglichen Begrenzungen ihres Körpers und ihres eigenen Verstands eingefangen und eine Zeit lang zu einem Aikido verführt, das nur ein Schatten dessen ist, was es werden kann.

Sie sind nicht allein damit. Jeder einzelne – sogar der Begründer des Aikido – hat dasselbe durchgemacht. Die Entwicklung folgt mit Naturnotwendigkeit dem Temperament des Alters und der Reife. Morihei Ueshiba, der in der ersten Hälfte dieses Jahrhunderts Aikido aus den vielen traditionellen Kampfkünsten entwickelte, zeigte in seiner eigenen Entwicklung genau das, was alle, die Aikido trainieren, durchmachen müssen.

Er begann als schwacher Vierzehnjähriger, der verzweifelt sah, wie sein Vater von größeren und stärkeren Männern schikaniert wurde. Der junge Morihei selbst war sowohl kleiner als auch zarter als die meisten. Er wollte natürlich durch sein fleißiges Training der Kampfkünste stark genug werden, um sich wehren zu können. Das wurde er, und mehr als das. Das intensive, hingegebene Training machte ihn mit der Zeit so überlegen, dass er keine Befriedigung mehr darin finden konnte, über die früheren Gegner zu siegen. Er hatte Kraft wie wenige und es war schwer für ihn, jemanden zu finden, der ihm etwas voraus hatte. Konnte er sich denn mit denen einlassen, die ihm gegenüber hilflos waren?

Überdies hatten die Kampfkünste ganz andere Größen, ganz andere Essenzen, als die Süße der Rache und des Siegs bloßgelegt. Im Innern der tausendjährigen Tradition der Kampfkünste fanden sich Samen für ganz andere Werte. Diese hatten Morihei Ueshibas Aufmerksamkeit geweckt. Er erkannte das mit großer

Verwunderung, als er eines Tages im Jahr 1925 von einem Offizier herausgefordert wurde, der seine Kräfte mit ihm messen wollte. Anstatt dem Angriff des Offiziers mit noch größerer Aggressivität und Kraft zu begegnen, glitt er unter jedem Angriff hindurch. Am Ende hatte der Offizier seine ganze Energie an kraftvolle Angriffe vergeudet, die nie ihr Ziel trafen, und musste zur Erde sinken und aufgeben.

In diesem Augenblick wurde Aikido für den damals 41-jährigen Morihei Ueshiba geboren. Und doch wurde die Kampfkunst, die er zu lehren begann, nicht ganz so konsequent. Sicher, sie nahm ihren Ausgang in den weggleitenden Manövern, aber nur, um sofort danach den Angreifer gewaltsam zu Boden zu werfen. Ueshibas Kraft war groß, sodass auf jeden, der ihn angriff, schwindelerregende Flüge warteten. Sicher gab es da eine Weichheit, die anderen Kampfkünsten abging, und eine verdächtige Leichtigkeit in der Ausführung, die immer wieder junge Kämpfer zweifeln und ihn dann herausfordern ließ. Aber diese hatten ein jäheres Schicksal als der Offizier.

Als Morihei Ueshiba in den 30er Jahren um die fünfzig war, hatte seine physische Kraft ihren Höhepunkt erreicht. Keiner konnte ihm Paroli bieten, keiner war ihm überlegen. Er war unbezwinglich wie olympische Athleten, aber die Zeit verging für ihn wie für jene – wenn auch langsamer. In den 50er Jahren, als er 70 Jahre alt geworden war, trat ein anderes Aikido in den Vordergrund. Er war sicherlich weiterhin unbezwinglich, aber mehr auf die Weise, in der er dem wütenden Offizier dreißig Jahre zuvor begegnet war. Physische Kraft und Unnachgiebigkeit machten Platz für etwas, das der weichen Stärke des Windes glich. Die Techniken wurden wie schwebend und zeigten keine andere Kraft als die des Angreifers. Ueshibas Aikido bekam das Äußere eines alten Mannes, aber das Innere eines lebensfrohen Kindes. Gerade weil er nie im Weg stand, war es unmöglich, ihn zu Boden zu bringen.

In den 60er Jahren, als sein Leben zu Ende ging, wurden die Bewegungen noch subtiler. Vor allem änderte er das Tempo. Sein Aikido wurde wie Synkopen in der Musik, es begann so zeitig, dass es manchmal dem Angriff zuvorzukommen schien. Wenn

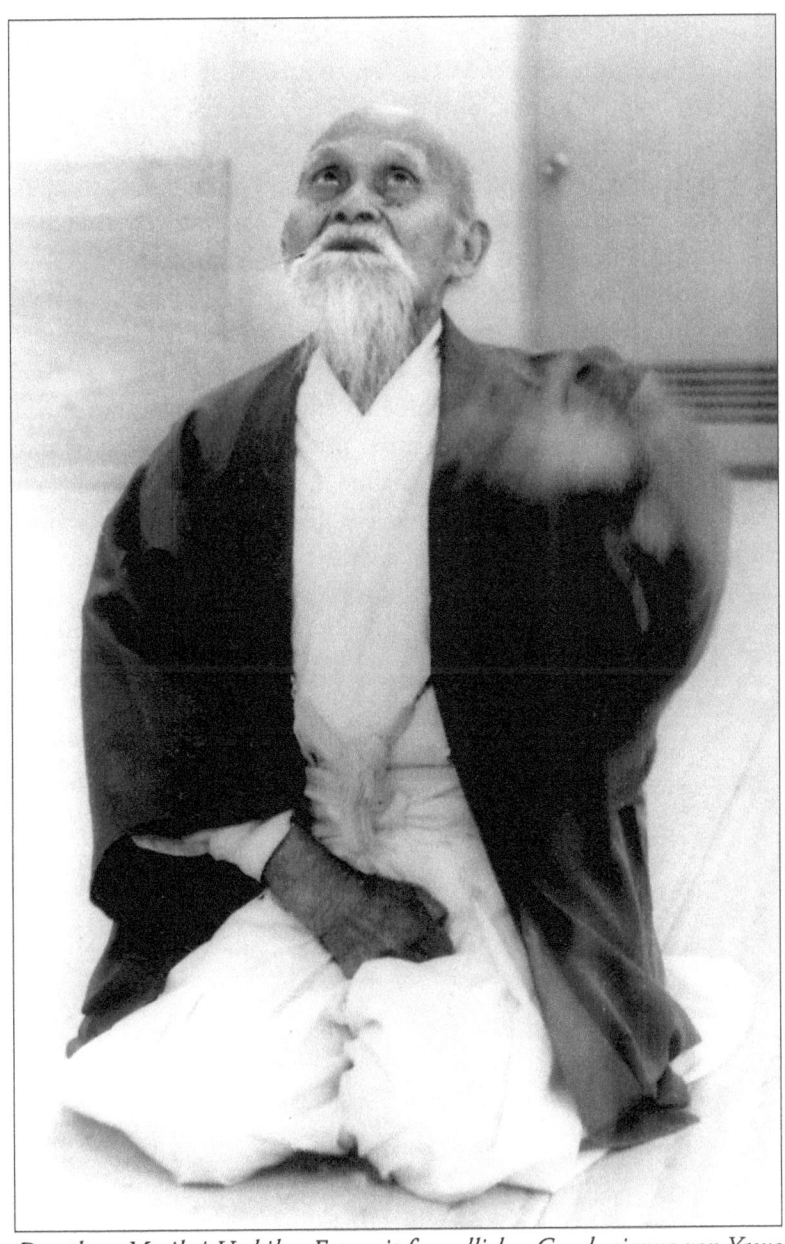

Der ältere Morihei Ueshiba. Foto mit freundlicher Genehmigung von Yasuo Kobayashi.

Die friedliche Kampfkunst

Aikido eine Methode ist, den Angreifer zurück zu der natürlichen Harmonie, zum natürlichen Frieden zu führen, so tat Ueshiba das schon in dem Augenblick, in dem die Idee zum Angriff im Kopf des Partners entstand. Er machte seine Techniken nicht mit dem Körper des Partners, sondern mit dessen Intention. Deshalb wurden die Techniken wie Abstraktionen. Eine schweifende Bewegung mit der Hand in dem Moment, in dem der Partner losstürmte, und dieser fiel um. Geschwindigkeit war kein Problem, denn bei einem Spiegel ist diese natürlich die des Lichts.

Man kann sagen, dass Ueshibas Aikido schließlich zu rein leitenden Gesten wurde, sodass der Partner unmittelbar das ganze Aikido von allein machte. Ueshiba muss sich selbst als eins mit der Bewegung der Natur erlebt haben. Diese dem Partner ehrlich und unverblümt zu zeigen, machte den Angriff zunichte und führte ihn stracks zur natürlichen Ruhe zurück. Das ist einfach zu sagen – aber es auszuführen steht auf einem ganz anderen Blatt.

Wasser, Luft und Vakuum

Auch wenn wir nicht mit derselben spektakulären Entwicklung prahlen können wie Morihei Ueshiba, so meine ich doch, bei jedem Aikidoka, Aikidoausübenden, Tendenzen derselben Veredlung zu sehen. Wir machen in unserem Aikido Stadien durch, sicher jeder von uns mit untschiedlicher Geschwindigkeit und unterschiedlicher Amplitude, aber ohne auch nur eine von ihnen überspringen zu können. Wie friedlich auch der Neuanfänger glaubt zu sein, so will er doch durch die Techniken des Aikido Kraft und Können zeigen. Er will weit und schnell werfen, den größten Gegner zu Fall bringen, und die Kraft des Angreifers mit seiner eigenen überbieten. Das ist natürlich überhaupt nicht Aikido, aber ich zweifle, dass man an dieser Phase vorübergehen kann.

Die Kraft, von der der Anfänger keinen Abstand nehmen kann, ist natürlich dieselbe wie die des Angreifers. Die Techniken des Aikido sind bis dahin Kniffe, mit denen die Kraft des Verteidigers Überlegenheit erlangt. Aikido ist für ihn wie eine Waffe, eine technische Überlegenheit, die er mit ungefähr derselben Haltung des Aufstands gegen die Ordnung der Natur – vage maskiert hinter der Ethik der Selbstverteidigung – ausführt, die auch der Angreifer zeigt. Auf diesem Niveau muss jeder Wettkampfsport mit Sicherheit stagnieren. Der Anfallende und der Verteidiger tun in allem genau dasselbe.

Auf der nächsten Stufe gleiten die zwei auseinander. Das geschieht, wenn unser Aikidoka so lang in seinem Vermögen geschwelgt hat, dass er nicht länger Stolz darauf empfinden kann. Der Zeitraum, den es benötigt, um dahin zu kommen, unterscheidet sich bedeutend von Mensch zu Mensch, und es zeigt sich, dass dessen Länge überhaupt nichts mit dem Lippenbekenntnis zu tun hat. Bemerkenswert ist meiner Erfahrung nach, dass genau die, die sich am wärmsten für Weichheit und

Folgsamkeit aussprechen, am längsten damit warten, dieses Ideal von ihren Bewegungen illustrieren zu lassen. Sie sehen vielmehr ihre Worte als Alibi oder wie eine Kosmetik dafür, wie sie faktisch ihr Aikido ausführen, so als würde das Wort so vollständig über die Wirklichkeit herrschen, dass es sie verwandeln könnte. Was George Orwell in seinem Roman „1984" Neusprech nannte, ist Alltagskost in den meisten Mündern. Wenn wir wiederholt Freiheit Unfreiheit nennen, hören wir vielleicht auf, uns danach zu sehnen. Wenn man das Harte weich und das Aggressive friedlich nennt, wird es vielleicht am Ende wahr.

Nichts da. Die einzigen Augen, die sich betrügen lassen, sind die derer, deren Münder ein solches Neusprech sprechen – wenn überhaupt. Nein, wirkliche Weichheit und Folgsamkeit sind offensichtlich für jedes Auge und noch deutlicher erkennbar für den Angreifer. Die, welche noch im Vorweisen von Stärke festsitzen, können gewiss Bewegungen haben, die so folgsam und fließend sind wie die des wirklich Weichen, aber sie geraten stärker mit dem Partner aneinander und sie fühlen in ihrer Brust, dass sie getrotzt, niedergeworfen haben. Wirklich folgsames Aikido wird nicht eine Zentrifuge, in die der Angreifende gesteckt wird, sondern ein frischer Wind, der ihn umgibt und seine Bewegung diskret zu einem harmlosen Schluss führt. Ein Schluss, da keiner niedergeworfen oder bestraft wurde.

Man kann das mit den Elementen der Natur vergleichen. Der Anfänger ist in erster Linie wie Stein – unbeweglich, angespannt, kantig. Dann Holz – nachgiebig, weich werdend, wenn auch immer noch so gut wie unbeweglich. Wenn der Anfänger endlich den panischen Griff der Füße am Boden verliert und sich frei im Raum bewegen kann, wenn er seine Techniken genau durch das Momentum ausführen kann, das die freie Beweglichkeit gewährt – dann ist er wie Wasser geworden.

Große Befriedigung entspringt aus diesem Stadium, ebenso imponierendes Vermögen. Die Techniken fließen, Angreifer fallen wie Kegel, ganz gleich, ob sie einer nach dem anderen oder mehrere gleichzeitig kommen. Man kann sein Aikido über lange Zeit hinweg ausführen, ohne die Kontrolle zu verlieren oder in seiner Energie zu ermatten. Deshalb ist es leicht, in diesem Stadi-

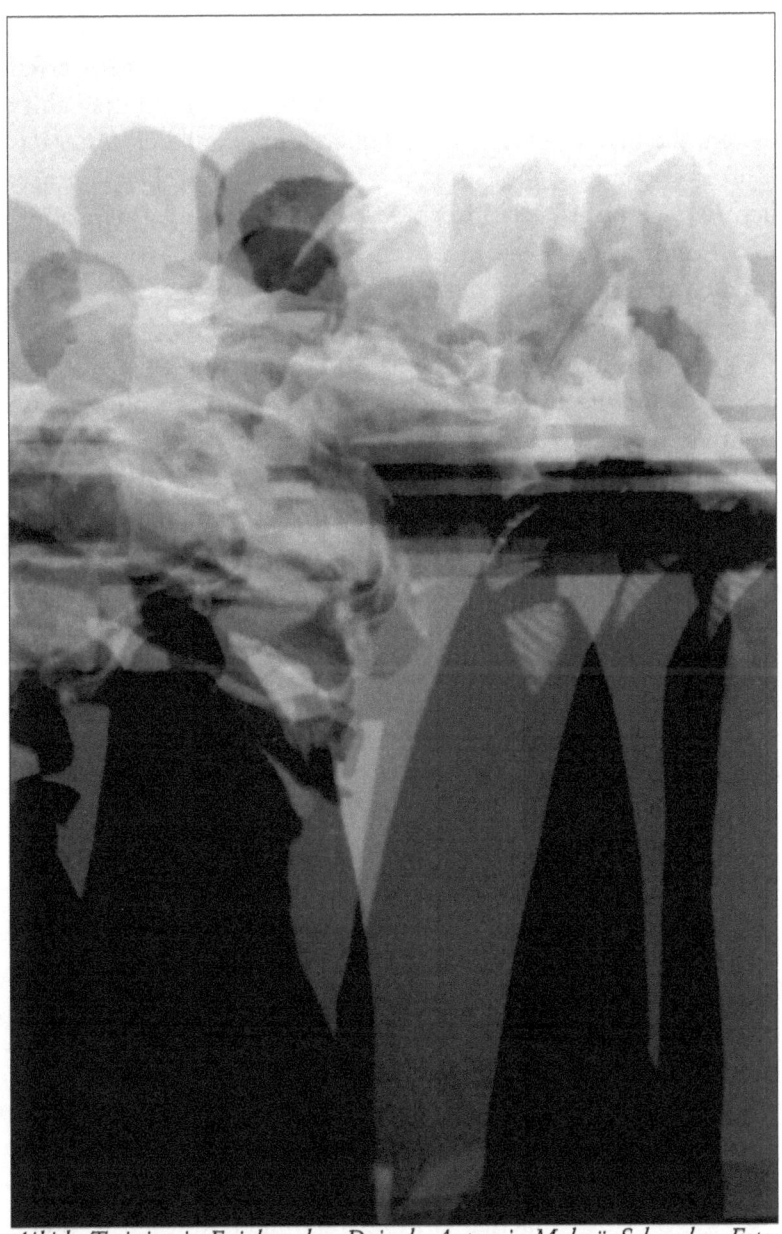

Aikido-Training in Enighet, dem Dojo des Autors in Malmö, Schweden. Foto: Gisela Döhler.

um zu verbleiben und zu glauben, dass man das Ziel erreicht hat. Man trainiert nicht länger, um das Unvollendete wegzuwerfen und sich von Grund auf zu erneuern, sondern nur um die Fähigkeiten, die man erreicht hat, zu polieren und zu feilen. Aber das Wasser ist nicht das Weichste, nicht das Folgsamste. Der jämmerlichste Bach bohrt sich durch Berge, Wellen werfen große Schiffe herum, sogar der Regen schlägt manchmal hart zu und treibt Menschen in die Flucht. Die Kraft des Wassers ist groß, aber seine Folgsamkeit ist gering. Das ist nicht genug für Aikido.

Das demütigste der Elemente ist die Luft, die selbstverständlich Platz für alle anderen macht. Die Luft umfängt, ohne zuerst zu knuffen, sie fügt sich, ohne sich zuerst zu sperren. Wo das Wasser vom ersten Augenblick an seine Widerspenstigkeit offenbart, ist die Kraft der Luft eine, die nur mit unserer eigenen Geschwindigkeit zunimmt. Erst wenn wir ihr trotzen, wird ihr Wesen deutlich für uns, und nur bis zu dem Grad, den wir selbst wählen. Natürlich kann der Wind sowohl Menschen als auch ganze Häuser niederreißen, aber er verfolgt nicht, er weht vorbei und schont das, was sich beugt. Das Wasser ist nicht so schonend, wenn es uns umspült. Wären wir Fische, so wäre das Verhältnis natürlich anders, aber da das nicht unsere Natur ist, tun wir gut daran, uns mehr wie Luft zu verhalten.

Im Aikido bedeutet das eine Weichheit ohne darunter liegende Drohung oder Trotz, eine Folgsamkeit nach den Bedingungen des Angreifers, in Einheit mit dem Angriff, sodass der Partner keiner anderen Kraft hinter den Bewegungen gewahr wird als seiner eigenen. Derjenige, den er angreift, steht ihm nicht im Weg, übernimmt nicht das Kommando, drückt ihn nicht nieder. Nein, stattdessen wird ihm zu einem derartigen Schwung in seiner Bewegung verholfen, dass diese aus reiner Begeisterung weitergeht und woanders landet als sie zunächst beabsichtigte.

Wenn Aikido wie Luft wird, ist es nur die Kraft des Angreifers, die auszumachen ist. Die Techniken können so dicht sein, dass sie einen ganzen Dojo (Trainingsraum) füllen, so überwältigend großartig, dass die Wände beben – aber sie beinhalten nichts Unterwerfendes. Sie lassen die Kraft des Partners frei, anstatt sie zu dämpfen.

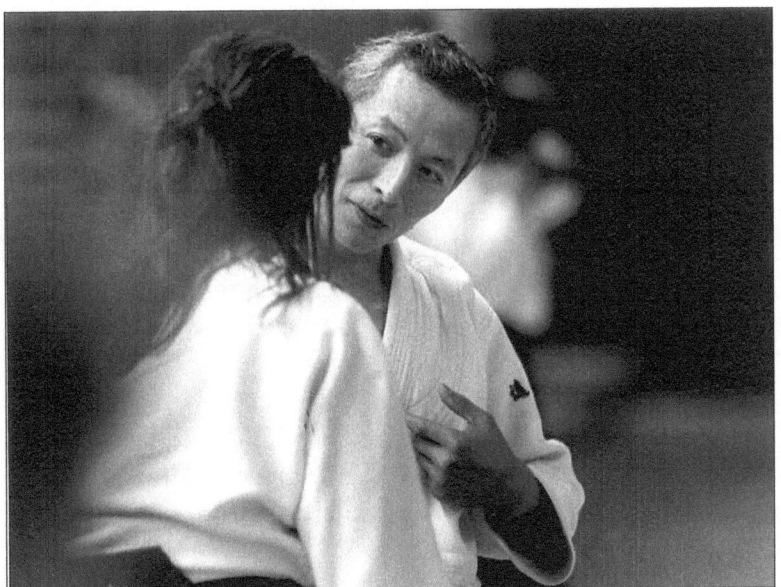

Seishiro Endo unterrichtet bei einem Seminar in Stockholm, Schweden. Foto: Magnus Hartman.

Der wilde Tanz, der daraus folgt, würde unbestreitbar als ehrwürdiges Ziel für Aikido gelten, der Aikidoka, der so weit gekommen ist, ist begeisternd. Wir sind damit auch durch sämtliche drei Aggregatszustände gegangen, die über alle Stoffe der Natur herrschen: von der festen Form zum Fließenden zum Gas. Aber es gibt mehr. Sogar Luft leistet – wenn auch sehr diskret – einen gewissen Widerstand. Sie bezwingt auch, hat auch eine Oberfläche und kann diesem Umstand nicht entgehen. Wenn es auch schwer ist, so ist es doch möglich, in der Luft einen Feind zu sehen, ein Ziel für Aggressionen. Man kann an und für sich nicht über die Luft siegen, sie schlagen oder bezwingen, aber man kann ihrer Identität gewahr werden und sie damit herausfordern. Wenn Aikido den Streit unmöglich machen soll, wenn es die Agression selbst zunichte machen soll, ist die Luft keine Antwort. Was ist da das nächste?

Vakuum. Leerer Raum hat keinen Körper, keinerlei Substanz. Trotzdem ist keine Kraft groß genug, es zu bezwingen, kein Feuer, es zu verbrennen, keine Macht, es zu bedrohen, kein Raum ist so groß, dass es ihn nicht füllen könnte, oder so klein, dass es

Die friedliche Kampfkunst

keinen Platz darin fände. Die Leere ist das einzig Unverwundbare, und es gibt sie überall – zwischen den Himmelskörpern im Makrokosmos und zwischen den Atomen im Mikrokosmos.

Obwohl sie nicht den geringsten Willen ausübt, ist sie unmittelbar verheerend für den, der ihr trotzt. Wären die Astronauten nicht ordentlich eingekapselt, würde das Leben sofort aus ihnen herausgerissen. Der leere Raum ist so vollständig offen, so grenzenlos nachgiebig, dass alles Lebende in ihm vergeht. Es ist nicht nur so, dass ein Angriff völlig fruchtlos ist, ja, jedes Ziel vermisst. Ihm fehlt allgemein die Substanz, die es benötigt, um den Willen beizubehalten. Überhaupt einen Gedanken zu denken, ist schwer, und alles, was man braucht, damit der Gedanke völlig verschwindet, ist sich eben der Leere des Raums zu entsinnen. Das reißt die Kraft aus jedem Kampf, kühlt unmittelbar die heißeste Wut.

Wenn Aikido wie leerer Raum wird, verliert der Angreifer unmittelbar all seine Kraft, ebenso deutlich und plötzlich als würden ihm die Beine unter dem Körper weggeschlagen. Der Angriff muss ein Ziel haben – worauf soll er sonst zielen? Die Leere kann kein Ziel sein, deshalb verliert der Angreifer seine Kraft in eben dem Moment, da er versucht, sie gegen dieses Nichts zu richten. Wer die Leere beherrscht, braucht dem Partner nur sein Vakuum zu zeigen, damit dieser völlig kraftlos zusammenfällt. Die weggleitenden Techniken sind verschwunden, an deren Stelle öffnet sich ein unendliches Nichts. Der Angriff stirbt im selben Augenblick, da er eingeleitet wird.

Wenn man sein Vakuum im selben Moment zeigt, da der Angreifer für den Angriff ansetzt, wird dieser seine Festigkeit und seine Fahrt verlieren wie Laub im Wind. Wenn man ständig offen ist und sein Vakuum zeigt, wird es unmöglich für andere, auch nur an Angriff zu denken.

Die Leere ist kein Trick, sie kann nicht von jemandem gelernt werden, der wünscht, den optimalen Selbstverteidigungsgriff zu beherrschen. Gegen die Leere ist keiner gefeit – auch nicht, wenn er sich in sie einfühlt. Sie muss mit ganzem Herzen realisiert werden, man muss sich ihr vollständig hingeben und darf deshalb nicht einmal in sich selbst, in seinem Wesen, etwas füh-

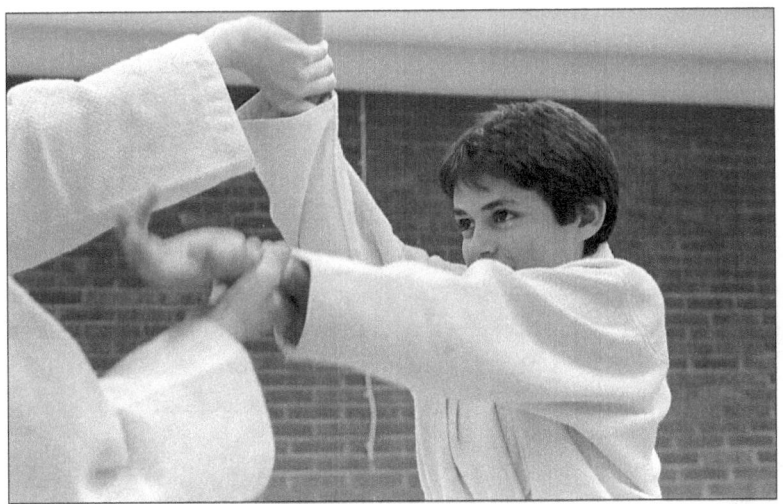

Verblüfft und erstaunt – Kindertraining in Brandbergen, Schweden. Foto: Gunilla Welin.

len, das Substanz hat und der Verteidigung wert wäre. Leere ist, sich selbst völlig rückhaltlos zu vergießen, sich aufzugeben, so wie vor dem Tod. Nur wenn man selbst fühlt, dass man keinen Körper ausmacht, keine Substanz, die anderen Kräften ausgesetzt werden könnte, wird diese Erfahrung auch zu der des Angreifers. Wer sich selbst für die Leere aufgegeben hat und Vakuum geworden ist, kann selbst nicht länger sehen, was in ihm selbst einem Angriff ausgesetzt werden könnte. Deshalb kann auch kein anderer das sehen.

Das Aikido der Leere hat natürlich nichts mit Techniken und Bewegungsmustern zu tun. Der Betrachter kann nicht begreifen, was geschieht, wenn es ausgeübt wird, der Angreifer kann es zwar erleben – aber nur als etwas, das ausschließlich in ihm selbst geschieht. Er verliert die Kontrolle wie einer, der in Ohnmacht fällt, büßt seine Kraft ein wie nach harter Arbeit auf fastenden Magen, vergisst seine Intention wie einer, der nach einem Tagtraum zu sich kommt.

Wenn der Angreifer das Gefühl hat, dass die Person, die er vor sich hat, das fertiggebracht hat, so ist die Leere nicht vollständig. Der Anfallende soll keinesfalls eines anderen Willens gewahr werden als seines eigenen, er soll keine andere Erklärung zu

Die friedliche Kampfkunst

seinem Fiasko finden als die eigene Unzulänglichkeit. Die Umgebung kann nichts anderes glauben als dass ein solches Aikido abgesprochen ist, dass der Angreifer den Angriff nur fingiert und sich dann selbst zu Boden wirft. Der Angreifer soll das selbst nicht auf andere Weise erklären können. Im Aikido der Leere ist der Aikidoka unsichtbar geworden, nicht vorhanden. Es ist nur der Partner, in welchem und um welchen herum sich alles bewegt. Selbstverteidigung ist nicht länger Bestandteil in diesem Aikido, Drohung und Gewalt schmelzen dahin. Erst in diesem Stadium kann man hoffen, einen Frieden zu erreichen, der währt und der sich außerhalb des eigenen Sinnes erstreckt, hin zu der ach so schwer zu zügelnden Umgebung.

Vielleicht kommt danach eine andere Art Aikido – wer weiß? Auch wenn man es sich schwer vorstellen kann, darf man das nicht als Argument nehmen, um sich in seiner Suche zur Ruhe zu setzen. In dem Augenblick, da man das Ziel erreicht zu haben glaubt, wird man unweigerlich seine Tore schließen, versteinern und verdorren. Auch die Leere muss man wegwerfen, aufgeben. Anders ist es unmöglich herauszufinden, ob jenseits davon etwas liegt.

So wie die Jungen

Vor allem unter japanischen Aikidolehrern ist die Ansicht verbreitet, dass ätherischere Formen von Aikido besser für Ältere passen. Sie meinen, dass junge Ausübende lieber mit Kraftfülle und Schnelligkeit brillieren, weil das zu ihrem Alter gehört. Erst wenn das Alter die Gelenke steifer macht und die Bewegungen schrumpfen lässt, soll man sich dem Aikido zuwenden, das so weich wie Luft ist, und erst wenn das Grab auf einen lauert, soll man zu dem Aikido übergehen, das die Leere zeigt – sofern man das kann.

Es ist sicher richtig, dass junger Eifer es schwer hat, das Kraftvolle sein zu lassen, und schwer, so sanft wie ein Windhauch zu sein. Jünglinge wollen viel lieber ihre Glieder mit einer solchen Kraft prüfen, dass es in ihnen knackt, und ihren Partner auf die Matte schwingen, dass es staubt. Ich glaube nicht, dass der Pädagoge geboren ist, der junge Menschen dazu bringen kann, von solchem Spiel abzusehen. Aber man belügt sich und andere über Aikido, wenn man sagt, dass sie in diesem Zustand verbleiben müssen, bis sie zu schwach dafür werden. Wenn das stimmen würde, dann wäre das Aikido der Luft schwächer als das Aikido des Wassers und das Aikido der Leere wäre das schwächste von allen. Das ist nicht wahr.

Auch diejenigen, die in ihrer frühen Kindheit mit dem Aikidotraining beginnen, können eine ganz andere Kraft ausmachen als die der Muskeln, und sie sehnen sich nach ihr. Das pflegt vor allem für die richtig Jungen zu stimmen, die nicht Neugierde von Stolz überstimmen lassen. Ihnen zu sagen, dass sie warten und in einer primitiveren Form von Aikido verbleiben sollen, nur weil sie noch kein hinreichend achtenswertes Alter erreicht haben, ist nichts anderes als eine Sünde. Wenn Menschen von einem niedrigeren zu einem höheren Zustand übergehen wollen, sollten wir sie nicht aufhalten – wir sollten jubeln!

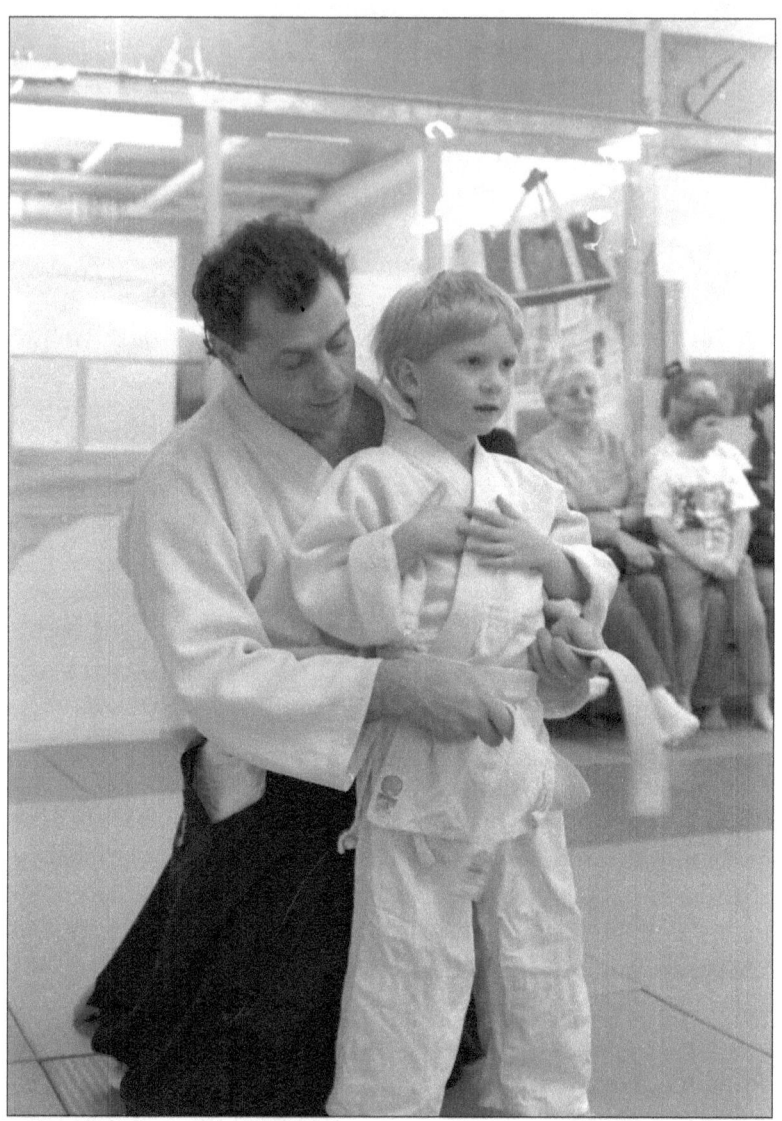

Lehrer Åke Bengtsson hilft beim Binden des Gürtels. Foto: Magnus Hartman.

Hinter dem, was man in der Bibel Sünde nennt, liegen im hebräischen Original drei verschiedene Begriffe. Sie haben alle mit der Fahrt auf ein Ziel zu tun, wie etwa der Weg eines Pfeils zur Schießscheibe. Eine Sünde ist, auf dem Weg zum Ziel die Geschwindigkeit abzubremsen, eine andere, unnötige Umwege zu nehmen, eine dritte, völlig davon abzuweichen. Sünde ist also, nicht so direkt und schnell auf das Ziel zuzustreben, wie man es vermag.

Im Aikido bedeutet das, dass dem Anfänger, ungeachtet seines Alters, natürlich zugestanden werden soll, sich an jedem Stadium, das er erreicht hat, zu erfreuen und es zu erforschen – aber auch, dass man untrüglich eine Richtung nach vorne aufzeigt, hin zum nächsten Niveau und zum nächsten. Genauso wie es für den Lehrer unmöglich ist, den Schüler in einem höheren Tempo durch die Stadien zu drücken als der Schüler es selbst vermag, so ist es unverzeihlich für den Lehrer, auch nur im mindesten eine Ansicht darüber zu haben, in welcher Geschwindigkeit das vor sich gehen sollte. Man kann nur wünschen, dass die Geschwindigkeit hoch ist, und dass der Schüler in seiner Entwicklung keine längeren Pausen macht als er muss, um weitermachen zu können.

Die Ansicht, dass jede Sache ihre Zeit hat, scheint oft von denen vertreten zu werden, welche selbst wünschen, in einem Stadium zu verbleiben, das sie eigentlich hinter sich lassen müssten, weil sie die nötige Reife erreicht haben. So wie jedes Alter im Leben der Menschen seinen Lohn und seinen Preis hat, so muss man in jeder Phase seiner Entwicklung etwas aufgeben, um etwas anderes aufnehmen zu können. Manchmal kann es schmerzen, dieses Etwas aufzugeben, man verharrt in seiner Unschlüssigkeit, aus dem einfachen Grund, weil man weiß, was man hat, aber nicht, was man bekommt.

Morihei Ueshiba ist ein deutliches Vorbild, aber er wird als solches unterschiedlich genutzt und gedeutet. Viele wollen aus ihm ein unnahbares Ideal machen, einen Heiligen auf einem hohen Sockel. In ihren Augen ist es fast aufrührerisch zu versuchen, sich ein ebenso hochstehendes, genauso blendendes Aikido anzueignen, wie Osensei (der große Lehrer) es beherrschte. Ich bin überhaupt nicht sicher, dass er sich selbst als ein solches Unikum betrachtete. Warum hätte er sich dann überhaupt darum bemüht, seine Kunst weiterzugeben? Morihei Ueshiba trieb seine Schüler mit einer Fülle von Erklärungen und Anweisungen voran, auch wenn diese nicht immer begreiflich für jeden einzelnen waren. Wenn wir ihn als einen Entdecker betrachten, einen Neugestalter der Kampfkunst, ist es plausibler, dass wir nach seinem Tod nicht den Rückzug antreten, sondern uns darum bemühen, dort weiterzumachen, wo er aufhörte. Wir sollten uns mit all unserer Kraft bemühen und uns beeilen, um zu dem Aikido zu kommen, das Ueshiba kurz vor seinem Tod beherrschte, um von da aus weiterzumachen.

Ich glaube, dass das möglich ist. Jedenfalls weiß ich, dass es unmöglich ist, wenn wir es nicht versuchen.

Morihei Ueshiba wurde im Lauf der Jahre oft gefilmt. In diesen Filmen sieht man seine Entwicklung ungeheuer deutlich. In den frühesten bekannten Dokumentationen seines Aikido, von 1935, ist die Kraft groß und die Techniken mindestens genauso plötzlich und hart wie die Angriffe. Wie viele sich auch auf ihn stürzen, sie werden mit noch größerer Kraft zurückgeworfen. Aber in den letzten Filmen, die in den 60er Jahren aufgenommen wurden, geht er größtenteils nur herum und gestikuliert weich, geradezu gentleman-like, in die Richtung seiner Angreifer, und das bringt sie schon zu Fall – im selben Augenblick, da sie sich zum Angriff anschicken.

Unter Aikidomenschen gibt es viele, die den Film von 1935 für den Favoriten halten. Da kann jeder sehen, was für ein großartiger Kämpfer Osensei war. Die letzten Filme hingegen scheuen sie mit einem Gefühl von Verwirrung und Zweifel. Was er da zeigt, das ist wohl nicht möglich? Das ist wohl nur ein alter Mann, der von sehr gehorsamen Assistenten umgeben ist? Sein Aikido wurde also so, dass sogar Aikidoausübende zu glauben begannen, dass alles abgemacht war. In meinen Augen sind diese letzten Filme die unvergleichlich faszinierendsten und anziehendsten. Hier sieht man eine Kunst, die Klarheit schenken, die vielleicht dem Leben eine Bedeutung geben könnte. Also warum nicht dahin streben, mit allem, was man vermag?

Natürlich ist es möglich, die Stadien des Aikido mit den Stadien des Menschenlebens zu vergleichen, ebenso wie mit den Aggregatszuständen fest, flüssig und gasförmig. Aber wir sollten nicht verlangen, dass Menschen diesen Intervallen sklavisch wie Gefängnisbewohner folgen. Menschen sind so unterschiedlich, so unvorhersehbar, dass wir besser damit rechnen sollten als es für unmöglich zu halten, dass ein Kind die Form der Leere zeigen

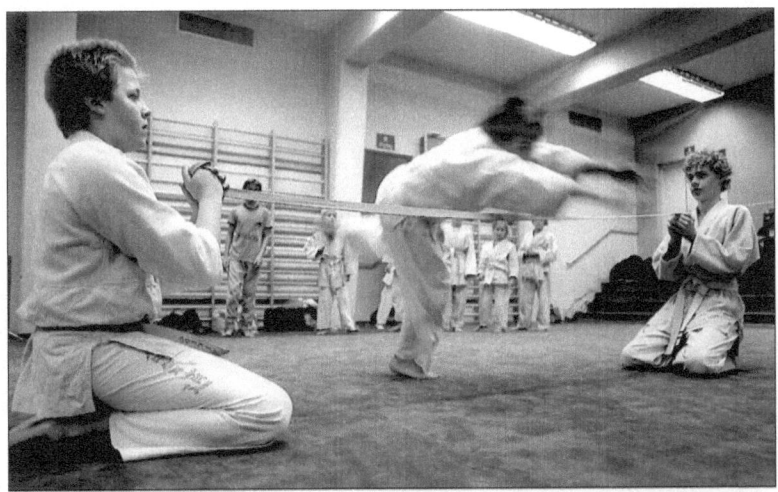

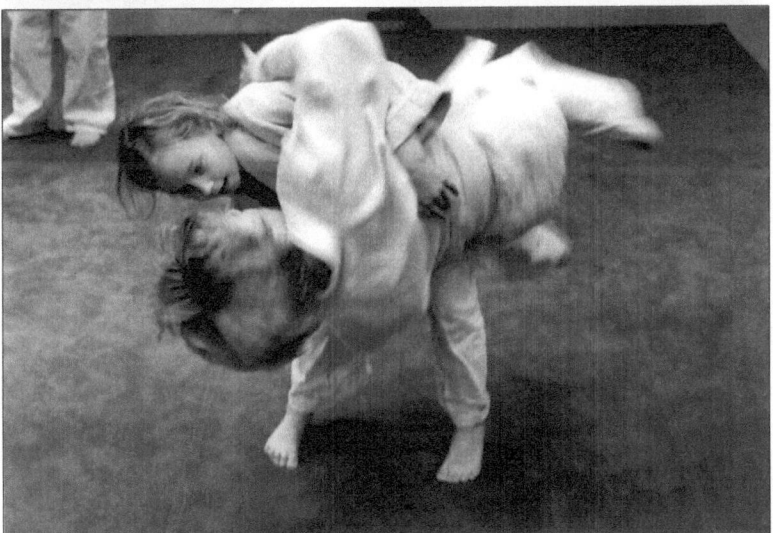

Kinder beim Aikido. Foto: Magnus Hartman.

kann, ebenso wie alte Menschen bis zu ihrem letzten Atemzug an einem Aikido des Steinstandbilds festhalten können. Eigentlich glaube ich, dass die Altersgruppe, der Osensei in seinen letzten Tagen am meisten glich, die der Jugendlichen war. Nicht im physischen Ausdruck, gewiss, aber im Geist.

Man kann in Konturen ahnen, wie der Geist jeder Altersgruppe beschaffen ist. Kinder sind naturgemäß wunderbar voraussetzungslos, sie verschlingen die Behauptungen ihres Lehrers

Die friedliche Kampfkunst 41

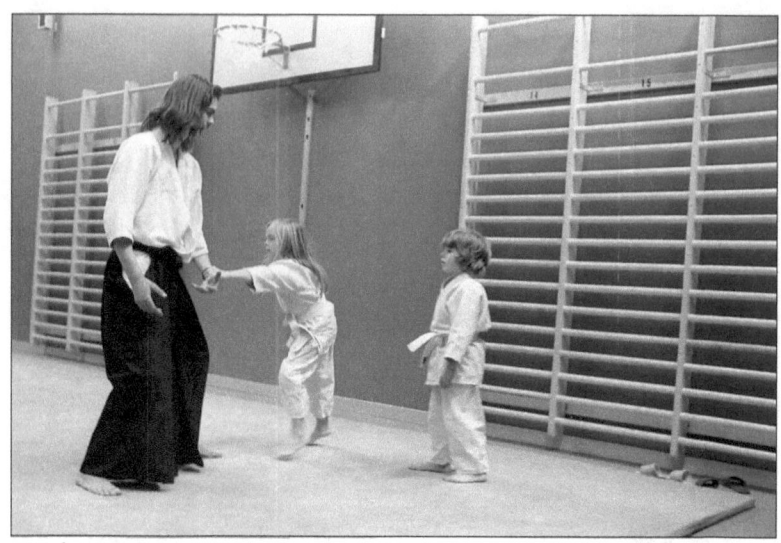

Kindertraining mit Mikael Eriksson, ca. 1973. Foto: Stefan Stenudd.

mit Haut und Haar, schonen sich selbst keine Spur, wenn sie sich auf dem Weg des Aikido versuchen. Bei den Erwachsenen ist das nicht genauso leicht. Erwachsene haben Prestige und vorgefasste Meinungen, über die sie mit Sorge und Bestimmtheit wachen. Sie hören dem Lehrer reserviert zu, weil sie sich nicht zu Gedanken verführen lassen wollen, denen sie nicht von Anfang an huldigen, oder zu Entdeckungen, deren Wert sie nicht von Anfang an einschätzen können. Oft sind sie so voll von ihrem Selbstgefühl, dass sie nicht in der Lage sind, etwas zu lernen, und höchstens die eine oder andere Fertigkeit vervollkommen wollen. Damit sind sie zufrieden, so als wüssten sie schon alles, was das Leben geben kann. Sie können bis zum Alter zögern, bis sie sich öffnen, und in diesem Fall mit einem Gefühl, das dem der Jugend sehr nahe ist.

Sicher sind Jugendliche oft begeistert von den einfacheren Vorzügen von Aikido, sicher können sie völlig unverhüllt in Kraft, Tempo, Energie und anderen solchen rein körperlichen Großtaten schwelgen. Aber da sind es nur ihre Körper, die sich verausgaben. Ihr Geist ist in der Regel ein ganz anderer. In der Tiefe ihres Herzens sind Jugendliche grenzenlos lebensdurstig und – vielleicht die wichtigste der menschlichen Eigenschaften – neugierig. Wo das Kind schnell das Interesse verliert und seine Aufmerksamkeit verfliegt wie eine Schneeflocke im Wind, da können Jugendliche all ihre Zeit und ihren letzten Funken Energie auf ein und dasselbe verwenden, wenn es nur ihre Faszination geweckt hat. Wo erwachsene Menschen sich damit bremsen, dass sie zuerst fragen, wie sie wieder herauskommen oder wie das in ihrer Alltagsordnung funktionieren soll, fühlen Jugendliche nicht einen einzigen Stich von Bedenklichkeit, bevor sie sich in die tiefen Wasser des Unbekannten stürzen.

Die Erklärung ist vermutlich: Faszination. Jugendliche lassen sich faszinieren – von charismatischen Idolen, von den Reproduktionsmechanismen der Biologie, oder von einer friedlichen japanischen Kampfkunst. Faszination ist ihre Batterie und die Rutschbahn, auf der sie vorwärts kommen. Das ist ein sehr guter Geist, um Aikido zu entdecken. Anstatt den jungen Schüler auf seiner Fahrt zu bremsen, sollte jeder Erwachsene sein Bestes tun, um sich mitreißen zu lassen – oder aus der Bahn treten. Nur wer sich von Aikido hinreißen lässt, kann jemals zu einem Aikido gelangen, das hinreißend ist.

Weiblicher Vorteil

Wenn der Sprachgebrauch es von mir erforderte, eine Geschlechtsbezeichnung anzugeben, habe ich konsequent das Maskulinum verwendet – „er", „ihm" und so weiter. Das bedeutet nicht, dass Aikido ausschließlich etwas für Männer ist oder ihnen näher liegt – überhaupt nicht. Das ist nur eine Vereinfachung, damit ich eine umständliche Schreibweise wie „er oder sie", „ihm oder ihr" vermeide. Aikido macht keinen Unterschied zwischen den Geschlechtern – überhaupt keinen.

Schon in den ersten Jahren des 20. Jahrhunderts hatte Morihei Ueshiba mehrere weibliche Schüler, die unter gleichen Bedingungen wie die Männer und mit diesen trainierten und die ebenso imponierende Fertigkeiten erlangten. So ist das bis heute. Beide Geschlechter trainieren uneingeschränkt miteinander und entwickeln ihre Fertigkeiten nach persönlichen Voraussetzungen, die nicht das Geringste mit der geschlechtlichen Zugehörigkeit zu tun haben.

Allerdings, wenn man verallgemeinern muss, so kann man vorsichtig sagen, dass eines der beiden Geschlechter einen gewissen Vorteil, einen gewissen Vorsprung hat: die Frauen. Das liegt in der Natur des Aikido. Jungen und Männer haben die Gewohnheit, ihre Muskeln anzuspannen und sich mit Siegergelüsten und Trotz in den Kampf zu stürzen. Das ist fern vom Ideal des Aikido. Frauen tendieren generell eher dazu, den weicheren Weg auszuprobieren, Nachgiebigkeit anstelle von Sturheit zu zeigen und lieber zu folgen als zu leiten. Das ist ein besserer Keimboden für hochstehendes Aikido.

Obwohl sowohl in Japan als auch in Schweden Aikido von mehr Männern als Frauen ausgeübt wird, kann man oft diesen weiblichen Vorsprung in der Ausführung und Entwicklung sehen. Frauen haben selten dasselbe Bedürfnis nach Selbstbehauptung, von dem Männer allzuoft beherrscht werden, und sie finden auf

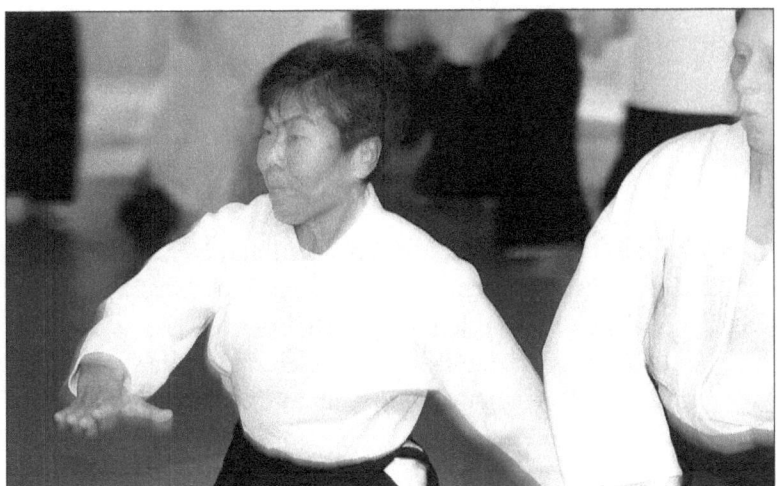

Mutsuko Minegishi. Foto: Magnus Hartman.

diese Weise den schnelleren Weg zu einem Aikido, das durchdrungen ist von Sanftheit, Generosität und Wohlwollen. Das ist ein strahlender Vorzug.

Leider machen gewöhnlich dieselben Eigenschaften Frauen unwilliger als Männer, sich vor eine Gruppe zu stellen und zu unterrichten, sodass es von den Männern eine enorme Anstrengung erfordert, zu dieser zentralen Lehre zu gelangen und sie sich anzueignen. Um der Harmonie und des Gleichgewichts willen ist es wichtig, hellhörig für das Weibliche zu sein – in sich selbst, welchen Geschlechts man auch ist, und um sich herum.

Wegwerfen

Aus dem alten Japan wird von einem Fürsten berichtet, der Kyudo, die Kunst des Bogenschießens, meistern wollte. Deshalb suchte er den Mann auf, von dem das Gerücht ging, dass er der hervorragendste Meister des Bogenschießens von allen war. Der Meister war ein bescheidener, ein wenig in die Jahre gekommener Mann. Sie machten einen Spaziergang auf der Wiese hinter dessen einfacher Wohnstatt, als der Fürst sich vorsichtig nach dem Können des Meisters erkundigte.

Gerade als sie so in ruhigem Schritt dahingingen, kam ein krächzender Vogel hoch über ihnen herangeflogen. Sofort hatte der Meister den Bogen in seiner Hand und schoss einen Pfeil ab – ohne auch nur in die Richtung des Vogels zu sehen. Es ging so schnell wie ein Gedanke. Der Pfeil traf den Vogel mitten in der Brust, und dieser plumpste auf den Hügel nieder.

Der Fürst war begeistert. Niemals zuvor hatte er eine solche Anmut, eine solche Schnelligkeit und Treffsicherheit mit dem Bogen gesehen.

„Ihr müsst mein Lehrer werden!", sagte er.

Aber der Meister schüttelte den Kopf.

„Nicht kann ich, der ich selbst nur ein Anfänger bin, jemanden in Kyodo unterrichten."

So sehr der Fürst auch bat, der Meister gab nicht nach. Stattdessen sagte er schließlich.

„Komm in zehn Jahren zurück – vielleicht bin ich es dann wert, dein Lehrer zu sein."

Mit diesem Bescheid musste der Fürst sich zufriedengeben, und er kehrte zu seinem Hof zurück. Aber er vergaß den Meister und dessen überwältigende Vorführung nicht. Als zehn Jahre vergangen waren, suchte er ihn erneut auf.

Auch dieses Mal machten sie einen Spaziergang auf der Wiese und der Fürst war voll von der Frage, wie der Meister sich in

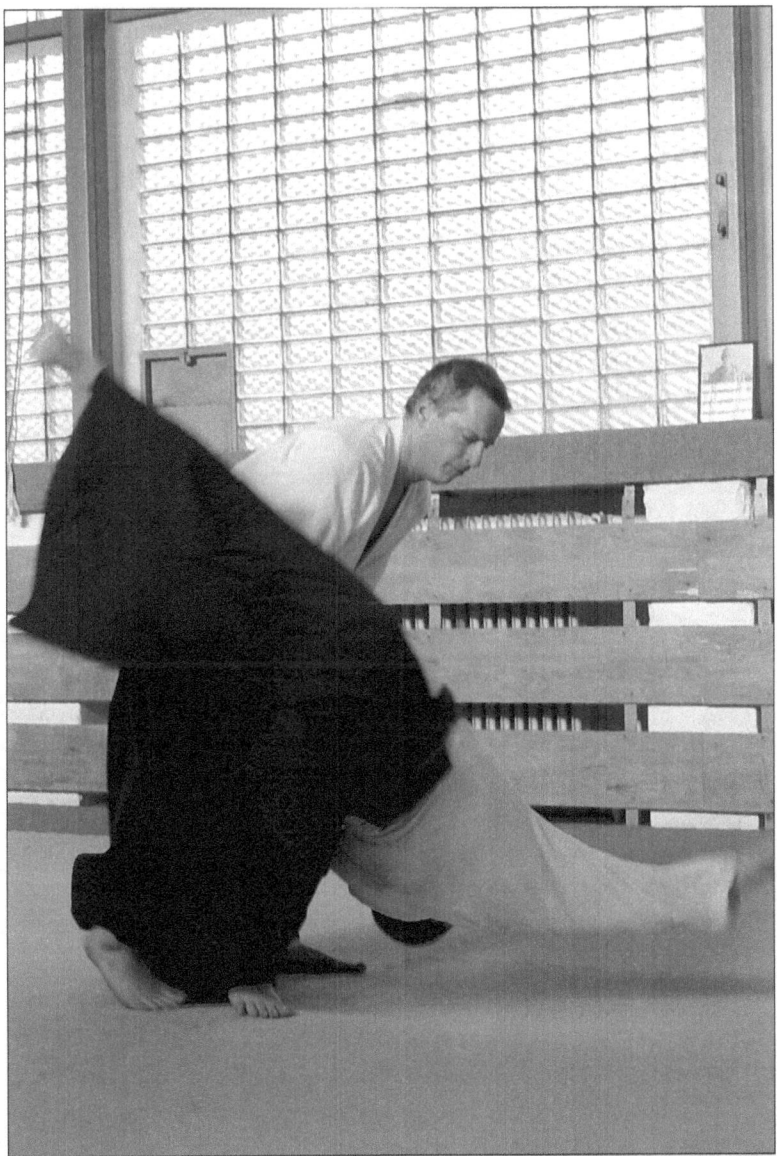

Der Autor beim Kotegaeshi, einer Wurftechnik, während eines Seminars in Pardubice, Tschechien. Foto: Larry Kwolek.

seiner Kunst wohl entwickelt haben mochte. Bald kam ein Vogel krächzend über den Himmel. Der Meister schaute nicht einmal in dessen Richtung, spannte nur die Sehne des Bogens – ohne einen Pfeil darauf zu setzen – und ließ los. Der Vogel fuhr zusammen, wie von einem Pfeil getroffen, und fiel auf den Hügel.

Der Fürst wusste nicht, welche Worte er für seine Bewunderung finden konnte, und erklärte, dass der Meister jetzt Schüler aufnehmen müsse.

„Nein, nein", sagte der Meister. „Ich bin immer noch nicht mehr als ein Anfänger."

Wie eindringlich der Fürst auch bat, er musste sich mit einer erneuten Zehnjahresfrist zufriedengeben.

„Vielleicht bin ich es dann würdig", sagte der Meister.

Und die Jahre vergingen. Nun geschah es so, dass das Reich nach einigen Jahren Unruhen einen neuen Herrscher bekam, und der alte Fürst von seinem Thron gestoßen wurde. Er kam mit dem Leben davon, aber er verlor all seine Macht und sein Eigentum. Er bewegte sich auf den Straßen inmitten seiner früheren Untertanen und lebte in Armut.

Als er eines Tages auf den Straßen der Stadt herumging, erblickte er eine große Menschenansammlung. Viele Menschen drängten sich um einen alten Mann, so konnte er sehen, und sie hörten andächtig auf das, was der Alte zu sagen hatte. Als es dem Fürsten gelungen war, sich durch die Menge nach vorne zu drängen, erkannte er in dem alten Mann den Meister des Bogenschießens wieder, und er grüßte ihn mit großer Freude.

„Meister", sagte er demütig, „wie weit seid Ihr mit Eurer Kunst in all diesen Jahren gekommen? Welches Wunder vermögt Ihr jetzt mit Eurem Pfeil und Bogen?"

Der Meister sah ihn mit verwunderter Miene an und fragte: „Was ist Pfeil? Was ist Bogen?"

In den japanischen Kampfkünsten ist es eine bekannte Weisheit, dass man seine Fortschritte wegwerfen muss, um zu neuen zu gelangen. Wem es gelingt, einmal etwas Großes zustande zu bringen, und wer dann nicht davon lassen kann, wer es nicht vergessen kann, in dem ist kein Platz für Neues. Das Können wird leicht ein Gefängnis, in dem die Eitelkeit ein achtsamer Wächter ist. Wenn man zu einer Geschicklichkeit gelangt ist, die so groß ist, dass man auf sie Stolz empfinden kann, so wird es schwer weiterzugehen. Das Können ist ein Vermögen, so lockend und so verführerisch wie Gold. Wenn man sich an jede Fertigkeit klammert, wird man schnell so schwer belastet, dass die Beine nachgeben und keinen einzigen Schritt mehr zustandebringen.

Man spricht in Japan von der vollen Teeschale. Man kann dem, der seine Schale schon bis zum Rand gefüllt hat, keinen weiteren Tropfen einschenken. So viel man auch gießt, es fließt nur über. Wer etwas aufnehmen will, muss sich zuerst leeren, wer etwas lernen will, muss zuerst vergessen.

Wir stellen uns gewöhnlich vor, dass der, welcher seinen Geist andauernd leert, seine Erkenntnis nie erweitert und immer dumm und unkundig bleibt. Eher streben viele danach, ihr Gefäß zu erweitern, sodass es noch mehr aufnehmen kann. Aber das Gefäß hat sein vorgegebenes Volumen, und es gibt eine absolute Grenze für das, was es aufnehmen kann. Da muss man es wagen, seine Kenntnisse wegzuwerfen, um etwas Neues zu lernen. Die Angst davor, das zu tun, gründet in der Unwissenheit über den Unterschied zwischen Können und Verstehen. Namen von Dingen, Maße und Gewichte, Zeitpunkte, all das erfordert Platz in unserem Kopf, damit es bei uns bleibt. Ebenso erfordert es Zeit in Form von Übung und Wiederholung, damit es uns nicht trotz allem entschlüpft. Aber das Verstehen besetzt keinen Platz. Was man einmal verstanden hat, kann einem nicht entfliehen, und es nimmt doch keinen Platz im Kopf ein.

Das Wissen an sich ist etwas Totes und Versteinertes. Wenn Wissen zu Verstehen führt, erfährt es Leben und Bedeutung. Es ist auch in diesem Augenblick, dass das Wissen ausgedient hat und genauso gut verkümmern kann – so wie es natürlicherweise will.

In der Mathematik, einer Wissenschaft mit zahlreichen trotz ihres hohen Alters unveränderten Einsichten, kann keine Aufgabe als gelöst angesehen werden, bevor die Richtigkeit der Lösung bewiesen wurde. Es reicht nicht, dass der Schüler auf eine Formel in der Formelsammlung deutet und glaubt, dass sie richtig sein muss, weil sie da steht – er muss sie selbst beweisen können. Des-

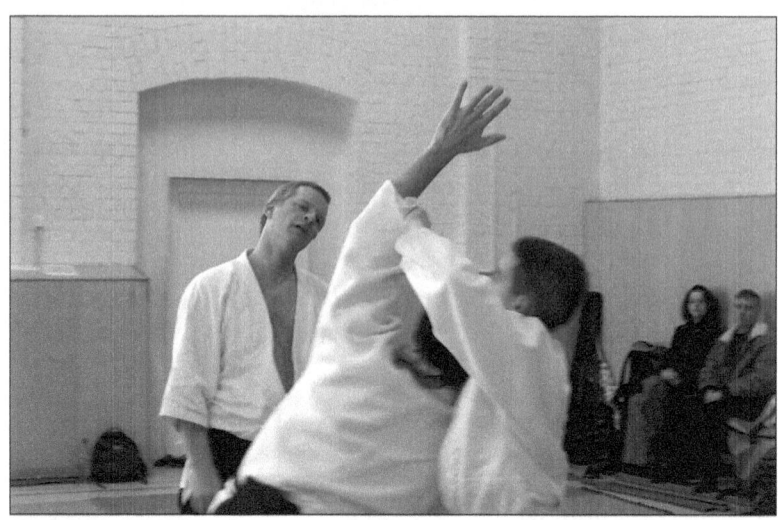

Der Autor bei einem Seminar in Berlin. Foto: Frank Weingärtner.

halb ist die Mathematik eine vitale und frische Wissenschaft, obwohl sie vielleicht die älteste von allen ist. Jeder neue Mathema-
tiker kann alle ihre Thesen und Schlusssätze den ganzen Weg zurück bis zu ihrem logischen Fundament verfolgen, das nichts
anderes ist als das logische Fundament des Menschen. Da die Mathematik bis zu ihrer Entstehung zurückverfolgt werden kann,
kann sie auch, wann immer, von wem immer sie ausgeübt wird,
von Grund auf wiedererschaffen werden. Wer hat da Angst davor,
Wissen von sich zu werfen?

Wissen mag einer Konversation einen interessanten, impo-
nierenden Einschlag geben, aber seiner Natur nach ist es eine Be-
lastung. Es ist eine schwere Last, die man wegwirft, sobald man
das Ziel der Reise erreicht hat. Wissen ist nur der Brennstoff, der
Rohstoff, der zum Verstehen führen soll. Wenn das erreicht ist,
gibt es keinen Grund, am Wissen festzuhalten. In der Tat kann es
– auch wenn es die Schale nicht ganz bis zum Rand füllt – ein
Hindernis sein.

Ich ging in die Grundstufe, als wir ziemlich vorsichtig begannen, mit dem Fach Chemie bekannt zu werden. Wir lösten
Zuckerstücke in kaltem und dann in warmem Wasser auf, und
andere einfachere Dinge. Unsere Lehrerin erklärte die Prozesse
auf die notdürftige Weise, die wir verstehen konnten. Als wir

schließlich in die Mittelstufe kamen, erklärte unser Chemielehrer in seinem ersten Zusammentreffen mit uns:

„Vergesst alles, was ihr in der Grundstufe gelernt habt!"

Wir durften von vorne anfangen, mit dem periodischen System, mit Atomen und Molekülen, und wie das alles heißt. Bis zur Oberstufe hatten wir einiges auswendigzulernen, und da begrüßte uns der neue Chemielehrer mit den Worten:

„Vergesst alles, was ihr in der Mittelstufe gelernt habt!"

Wir durften wieder völlig von vorne anfangen. Ich fühlte mich danach nicht so geneigt, Chemie auf der Universität zu versuchen.

In jedem Abschnitt hatten wir Chemie mit Hilfe von Vereinfachungen gelernt – um uns die komplizierte Wissenschaft zu erschließen. Wir brauchten diese Vereinfachungen, um schrittweise zu einem umfassenderen Verständnis von Chemie zu gelangen, das die fortgeschritteneren Thesen für uns begreiflich machen sollte. Sicher wäre es schneller gegangen, sich direkt auf die äußersten Einsichten und jüngsten Errungenschaften der Chemie zu stürzen, wenn uns das möglich gewesen wäre. Das war es aber nicht. Die Vereinfachungen dienten uns als verständliche Etappen, aber wenn wir am früheren Wissen festgehalten hätten, hätte unser Verständnis sich niemals auch nur einen Dezimeter vertieft. Es war notwendig, dieses wegzuwerfen. Obwohl das Wissen auf seine Weise, in seiner Phase, richtig war, war es aus der Perspektive der neuen Phasen nichts als eine Fälschung.

So funktioniert also auch Aikido, wenn auch nicht immer genauso deutlich. Wer nicht das Können von vorhergehenden Phasen wegwerfen kann, versucht höhere Einsichten auf falschem Grund zu bauen. Das geht nicht.

Man soll in seinem Lernprozess immer auf das Verständnis zielen und das Wissen versickern lassen, wenn es auf natürliche Weise danach strebt. Warum seine grauen Zellen so anstrengen wie die Oberarme beim Faustdrücken, anstatt sich zu entspannen und das Wissen Nutzen wirken zu lassen, bis es von selbst verfliegt? Man muss darauf vertrauen, dass das Gehirn das Wesentliche behalten wird. Man behält die Formel und wirft das Beispiel weg.

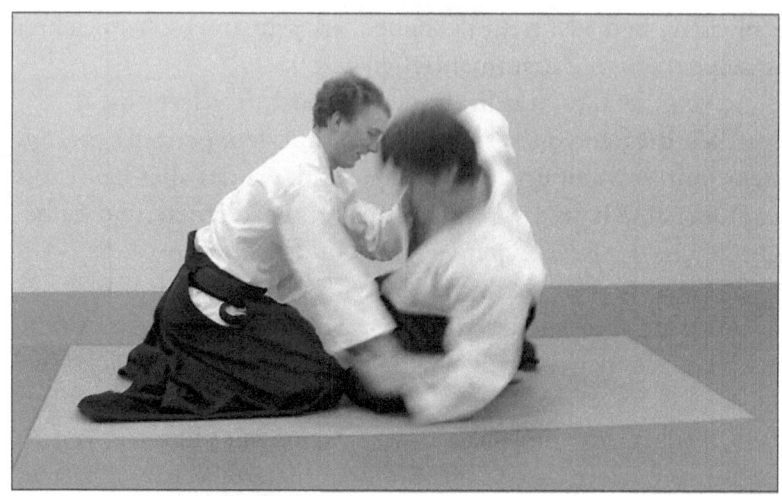

Suwarikokyuho in Enighet, dem Dojo des Autors in Malmö, Schweden. Foto: Stefan Stenudd.

Im Aikido lernt der Anfänger, völlig aufmerksam auf seinen Körper zu achten, auf alle kleinen Details der Technik. Diese werden durch ständige Wiederholung im Training verfeinert, der kleinste Fehler wird verbessert. Bei all diesen Scherereien mit der kleinen Perspektive ist der Anfänger sich oft dessen unbewusst, was im großen Ganzen passiert. Während er die immergleichen Grundtechniken eins ums andere Mal übt, machen sich sein Körper und seine Sinne immer mehr auf natürliche Weise und unumstößlich die wirklichen Gründe des Aikido zueigen. Die Haltung, die Atmung, der Fluss von Energie und die erweiterte Aufmerksamkeit – all das kommt unmerklich durch das Training zu ihm und wird ein selbstverständlicher Teil seines Wesens. Und das ist der Kern des Aikido. Seine Bewegungen bekommen ein Zentrum und einen Fluss, seine Sinne werden offener und klarer – während sein Gehirn mit all diesen Grundtechniken beschäftigt ist.

Deshalb muss er, wenn er in seinem Wesen mit dem Kern aller Techniken vertraut worden ist, diese wegwerfen. Er muss sie vergessen, weil sie jetzt in ihm sind. Wenn er eine Aikidotechnik benötigt, kann er sie unmittelbar neu erschaffen.

In moderner naturwissenschaftlicher Terminologie kann man sagen, dass sich sein Aikido vom bewussten Denken, irgendwo in den Gehirnwindungen, in die Reflexe des verlängerten Rückenmarks hinein verlagerte. Die Bewegungen beanspruchen keine Bewusstheit mehr, sie gehen per Reflex. Der entspannte Geist reagiert augenblicklich in einer Situation, auf die dafür geeignete Weise. Man wirft sein Wissen fort und vertraut darauf, dass das eigene Innere und der eigene Körper wissen, was getan werden soll, und dass sie es dann richtig tun. Jetzt hat man ein wirkliches Können erreicht.

Das ist der Weg des Aikido zum Verstehen, und er gilt für alle Budoarten. Nur wer wagt zu vergessen, wird lernen, und je mehr man hinter sich zu lassen wagt, desto mehr wird man finden.

Können oder lernen

Wir stellen uns vor, dass die Errungenschaften der Naturwissenschaften unumstößliche Wahrheiten sind, und dass sie in einem gleichmäßigen Schrittempo auf eine größere Klarheit über das Funktionieren der Welt zumarschieren. So ist das aber keinesfalls. Ein Forscher mit Namen Thomas S. Kuhn legte die Entwicklung der Naturwissenschaften dar und stellte fest, dass sie überhaupt nicht gleichmäßig und gerade ist wie die Bahn der Hundertmeterläufer. Die Wissenschaften werden durch plötzliche Revolutionen weiterentwickelt, und in der Zeit zwischen diesen herrscht eine nahezu nutzlose Stagnation.

Kuhn spricht von Paradigmen und Anomalien. Jede wissenschaftliche Periode bekennt sich zu einem gewissen Paradigma, eine Art Grundgesetz dafür, wie Dinge innerhalb dieser Wissenschaft funktionieren. Das Paradigma beschreibt also die Naturgesetze, die jederzeit gelten müssen. Aber die Wirklichkeit weist Abweichungen von diesen Paradigmen auf. Sie werden Anomalien genannt und sind Phänomene, die sich nicht so verhalten, wie sie sich dem geltenden Naturgesetz gemäß verhalten sollten. Anstatt dass man das Augenmerk auf diese Anomalien legt und das Paradigma erneut prüft, schiebt man sie ganz einfach beiseite. Sie werden von den Wissenschaftlern vergessen und negiert. Schließlich werden die Anomalien so zahlreich, dass sie sich nicht länger verschweigen lassen. Es kommt zur Revolution. Das Paradigma wird auf den Müllhaufen geworfen und ein neues wird formuliert, das die Anomalien erklären kann.

Schnell wird diese neue Ordnung befestigt und beginnt ihrerseits, die Anomalien zu überdecken, auf die sie unvermeidlich stößt. Dieser periodische Prozess ist wie das Bauen eines Hauses, das abgerissen und auf demselben Grund neu gebaut wird, immer und immer wieder. Kuhn fand heraus, dass das Gan-

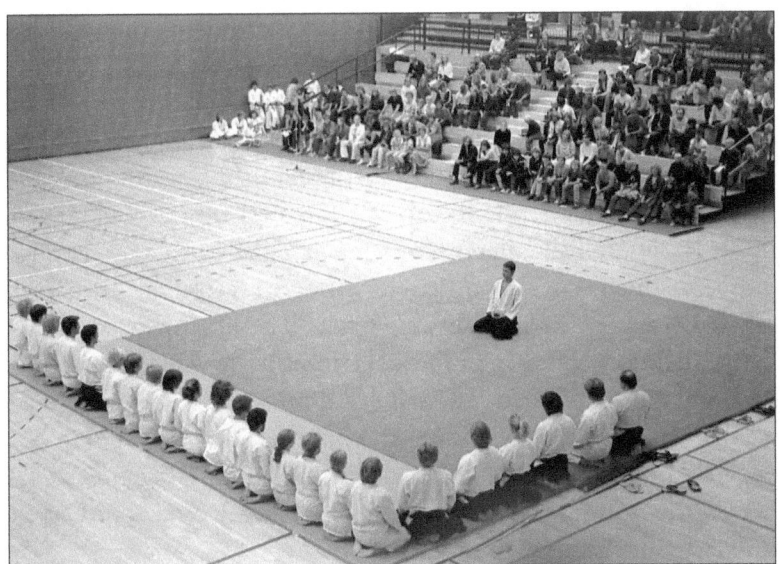

Mokuso vor Beginn einer Demonstration in Brandbergen, Schweden, 1982.

ze mit großer Regelmäßigkeit zu geschehen scheint. Innerhalb der Chemie, wenn wir schon dabei sind, geschieht das in einem Abstand von ungefähr siebzig Jahren, so fand er heraus.

Aber warum diese uneffektive Trägheit, dieses Widerstreben, in diesem Tempel der Sachlichkeit und der gesunden Vernunft? Warum stürzen sich die Forscher nicht neugierig auf jede Anomalie, sobald sie ihrer gewahr werden? Die Ursache ist natürlich sowohl einfacher als auch menschlicher als die Potentaten der Wissenschaft es jemals zugeben wollen. Sie widmen einen großen Teil ihres Lebens darauf, sich Paradigmen anzueignen und all deren Konsequenzen und Beispiele auszuforschen. Sie wollen nicht all das wegwerfen, um von vorne anzufangen – und das außerdem mit keinerlei Vorsprung gegenüber den jungen Novizen, die ihre Schüler sein sollen. Deshalb halten sie an ihrem Paradigma fest und pfeifen darauf, wie weit dieses sie mit der Zeit von der Wirklichkeit wegführt. Sie schlagen Wurzeln im Vergangenen und versuchen, die Zukunft mit einem Bann zu belegen.

Da sie an den Universitäten und Forschungseinrichtungen herrschen, können sie auf diese Weise Veränderungen ein wenig verzögern, aufhalten jedoch können sie sie niemals. Ihr Kardinalfehler ist, dass sie niemals lernen wollen, sie wollen können. Das kann im Aikido genauso leicht passieren.

Nun ist Aikido rund um die Welt nicht genauso homogen, nicht so kontrolliert wie die Naturwissenschaften, aber es ist trotzdem möglich, auch im Aikido Paradigmen, Anomalien und periodisch wiederkehrende Revolutionen zu erkennen. Viele fallen in die lockende Falle dieses Könnens. Ich glaube eigentlich, dass diese Personen schon von Anfang an darin festsaßen. Ihre Teeschalen waren nicht voll, aber sie wollten sie so schnell wie möglich füllen und dann einen Deckel darauf legen. Sie können niemals überrascht werden, niemals etwas anderes erreichen als das, was sie sich schon vom Anfang an vorstellen konnten. Dann beeilen sie sich damit, laut und durchdringend ihr Wissen über allen auszuschütten, als wollten sie ihr Paradigma erneut verhärten und sich vor Anomalien schützen.

Wer wirklich lernen will, macht es anders. Wenn ihm jemand etwas zeigt, vergleicht er es nicht zuerst mit seinen eigenen Einsichten, um das Neue bei Nichtübereinstimmung zu verwerfen. Er versucht zu verstehen, auf welche Weise das, was ihm gezeigt wird, stimmen könnte. Der Grund liegt wohl in positiv gegenüber negativ. Wenn man mit etwas Fremdem konfrontiert wird, sollte man sich zuerst fragen, wie das stimmen könnte, wie das richtig sein könnte – und nicht sofort bei der ersten Diskrepanz aufstehen und rufen: „Das ist unmöglich!"

Vieles am Aikido kann am Anfang völlig verrückt wirken – etwa dass man den ganzen Körper vom Schlag wegdreht, anstatt sich ganz einfach zu ducken, oder dass man alle Muskeln entspannt, um sich aus einem harten Griff zu befreien, anstatt sich loszureißen. Das hält man am Anfang für falsch, es ist da auch in gewisser Weise falsch, aber es wird mit der Zeit immer richtiger. Man lernt. Wenn man immer lernen will, ist man offen für neue Lösungen und hat deshalb keine Angst vor neuen Schwierigkeiten. Man gibt sich nicht damit zufrieden, immer und immer wieder nur die Techniken zu trainieren, welche man beherrscht, sondern man vergisst sie und geht weiter in Richtung auf Bereiche des Aikido, in denen man sich am allerunsichersten fühlt. Wenn ein Problem auftaucht, wenn etwas plötzlich nicht funktio-

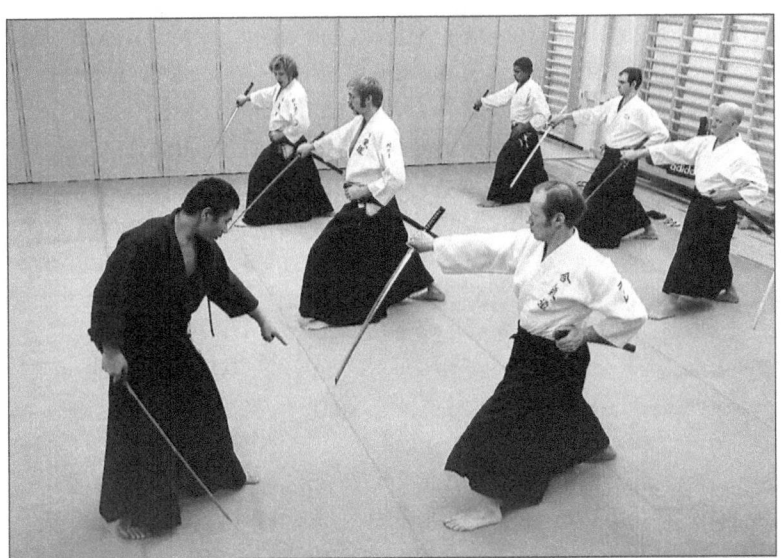

Toshikazu Ichimura im Jahr 1973 während einer Iaido-Stunde in Järfälla, Schweden. Foto: Stefan Stenudd.

niert, steigt die Lust daran, zu probieren und wieder zu probieren. Dann kommt die Lösung.

Ein Beispiel ist, wenn man Aikidotechniken an völligen Anfängern ausführen soll. Die angenehmen Bewegungen werden oft angespannt, runde Formen werden kantig, und plötzlich funktioniert eine Technik an einem Anfänger überhaupt nicht, so leicht man sie auch an anderen ausgeführt hat. Das beruht meist darauf, dass der Anfänger falsch angreift – zum Beispiel passiv, wie jemand, der es nicht ernst meint, oder steif, wie jemand, der weiß, dass er nichts riskiert. Trotzdem darf man die Schuld nicht nur dem Anfänger zuschieben und sich dann beeilen, zu anderen Techniken überzugehen, oder sich aus demselben Grund mit der plumpen, unharmonischen Ausführung der Technik zufriedengeben. Die Gelegenheit muss genutzt werden. Hat der Anfänger wirklich falsch angegriffen, und in diesem Fall: auf welche Weise falsch? Ist es möglich, ein harmonisches Aikido auf diesem Angriff auszuführen, obwohl er fehlerhaft ist, und in diesem Fall wie?

Aikido hat die Eigenart, dass es am besten bei den besten, geschicktesten und entschlossensten Angriffen funktioniert. Das

Die friedliche Kampfkunst

bedeutet jedoch nicht, dass Aikido bei einem schlechteren Angreifer hilflos ist. Aikido muss auch mit dem weniger guten Angriff umgehen können. Erst wenn man das gelöst oder einen Weg
zur Lösung gefunden hat, kann man weitergehen und den Angriff
korrigieren. Anders wird jeder Aikidoka schnell gefangen in Begrenzungen und Bedingungen seiner Kampfkunst, wie im Netz
einer Spinne. Wer können will, beginnt immer damit, andere zu
korrigieren, wer hingegen lernen will, korrigiert zuerst sich selbst
und dann – wenn das gewünscht wird – seinen Partner.

Die Welt ist voll von Sprichworten wie „je klüger man wird,
desto weniger weiß man", „je mehr man lernt, desto mehr gibt es
zu lernen" und so weiter. Obwohl an diesen Worten nichts falsch
ist, so geschieht es leicht, dass sie nichts weiter als leere Worte
bleiben. Gewiss lernt man Dinge, gewiss gibt es etwas, das man
weiß. Und wenn man seine Sinne auch nur ein wenig beisammen
hat, so müsste das mit den Jahren mehr und mehr werden. Nein,
das eigentlich Kluge wäre, darauf zu vertrauen, dass man weiß
was man weiß, und deshalb ständig gewillt und bereit zu sein,
dieses Wissen in Frage zu stellen. Der Mensch hat eine große
Menge Gehirnzellen und außerdem, tief in seinem Inneren, einen
Radar, der unfehlbar die Wahrheit erkennt und das Erkennen
signalisiert. Es liegt keine Gefahr darin, das Unbekannte aus vollem Herzen zu prüfen, sich für widerstreitende Erklärungen zu
öffnen. Nur wenn man es immer so macht, weiß man, dass die
eigenen Wahrheiten wirklich standhalten.

Diejenigen, die an ihrem Können mit hartem Griff festhalten, bekommen verständlicherweise mit der Zeit Beschäftigungs-
probleme. Da sie sich gegen Neues und gegen Veränderungen
sperren, müssen sie die Zeit mit etwas Anderem füllen. Um den
Gefahren der Qualität zu entgehen, wenden sie sich der Quantität
zu. Sie steigern die Anzahl der Beispiele für ein und dasselbe Paradigma.

In sämtlichen Budoarten gibt es Katas, eine Trainingsform
mit Bewegungen in einem vorherbestimmten Muster. Traditionell
ist das eine gute Methode, um sich mit maximaler Konzentration und Sorgfalt in den Gründen der Kampfkunst zu üben. Man
trainiert seine Kata bis zur Perfektion und findet gerade in der

unaufhörlichen Wiederholung den Schlüssel zu einer anderen Art Inspiration, einer anderen Ebene des Bewusstseins in der Ausführung. Doch sicher können Katas auch eine reine Formsache werden. Es gibt eigentlich keinen besonders schwer wiegenden Grund dafür, mehr als eine Kata zu lernen, wenn diese nur gut für ihr Ziel komponiert ist. Je mehr Katas man kennenlernt und zu verinnerlichen versucht, desto größer ist das Risiko, sich in ihrer Vielzahl zu verlieren. Man gewinnt Stolz daraus, sie alle zu beherrschen, und gleichzeitig sind es so viele, dass man keine davon zur Zufriedenheit trainieren kann. Katas in einer solchen Menge öffnen keine Tore. Sie werden nur zu einer gewaltigen Menge Techniken.

Deshalb ist in jeder Budoart die Anzahl der Grundtechniken streng begrenzt – die Anzahl der Variationen jedoch, die natürlich aus dem Augenblick geboren werden, ist riesig. Wenn die Grundtechniken zu zahlreich werden, bleibt die Aufmerksamkeit der Trainierenden am Technischen haften und ihr Budo wird nie lebendig.

Im Aikido schreitet man dadurch fort, dass man sich vollständig auf das konzentriert, was man im Augenblick tut, um es dann wegzuwerfen, zu vergessen, und sich vollständig auf das Nächste zu konzentrieren. Es geht darum, im Jetzt zu sein. Gerade deshalb, weil man nichts in sich ansammelt, gibt es keine Grenze dafür, wie viel man lernen kann.

Hier und jetzt

Im Kyudo, dem japanischen Bogenschießen, ist es unangebracht für den Anfänger, mehr als einen Pfeil in seinem Köcher zu haben. Sonst geschieht es leicht, dass er, wenn er mit dem ersten Pfeil zielt, schon an den nächsten denkt. Man muss voll und ganz auf das, womit man beschäftigt ist, auf das, in dem man steckt, konzentriert sein. Demjenigen, der sich von dem, was vorher geschah, oder dem, was später kommt, zerstreuen lässt, fällt es schwer, die Zielscheibe zu treffen.

Das gilt selbstverständlich für alles, was man sich vornimmt. Wer dabei ist, etwas zu lernen, macht auf dem Weg unvermeidlich viele Fehler. Wenn man sich von diesen beunruhigen lässt, hat man es doppelt so schwer, sie hinter sich zu lassen. Eine schlechte Leistung muss vergessen werden, damit sie den Ausübenden nicht entmutigt. Ebenso kann eine gute Leistung sogar für den Routiniertesten zum Hindernis werden, wenn er sich nämlich Sorgen macht, ob es möglich ist, sie zu wiederholen.

Für den optimistischen Anfänger ist es am üblichsten, dass er eifrig Pfeile abschießt, in der Überzeugung, dass der nächste noch besser wird und der danach besser als jener. Er wird also ein strahlender Bogenschütze sein – in seiner Phantasie. Will er das auch in der Wirklichkeit sein, so ist es am besten, den Köcher zu leeren und zu lernen, sich auf einen Pfeil nach dem anderen zu konzentrieren.

Das ist nicht nur eine pädagogische Finte, sondern ein grundlegendes Prinzip der östlichen Kultur. Im Shintoismus, der alten japanischen Religion, entspricht das Wort *Nakaima* ungefähr dem christlichen Begriff Paradies. *Nakaima* ist aus zwei Wörtern zusammengesetzt: hier und jetzt. Wer ausschließlich hier und jetzt leben kann, genau da, wo er sich befindet, still halten kann und sich nicht von etwas anderem ablenken lässt, der hat gewiss einen paradiesischen Zustand erreicht.

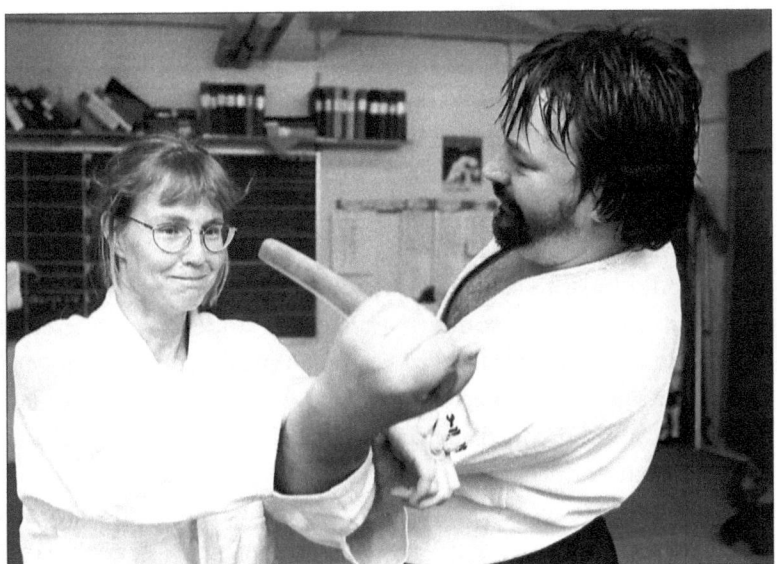

Tantodori mit Åsa Scherrer und Urban Aldenklint in Stockholm. Foto: Magnus Hartman.

Im Budo ist das so gut wie identisch mit der Leere. Wenn man das Vergangene, die Zukunft und alle anderen Orte außer dem, an dem man sich befindet, vergessen kann, wird man leer. Alles, was geschieht – auch das, was man selbst tut – sind Überraschungen. Deshalb kann man nicht von etwas überrumpelt werden, nichts kann einem zuvorkommen. Man ist augenblicklich in allem.

Bei den Samurais in der Geschichte Japans gab es ein grundlegendes, teilweise aus dem Zen entlehntes Prinzip, wie man der Gefahr begegnen solle. Sie meinten, man solle sich mit der Attitüde ins Duell begeben, dass man bereits tot sei – da könne man nicht verlieren. Wer verzweifelt am Leben festhält, den lähmt seine Angst, dieses zu verlieren, und er wird deshalb geschlagen. Wenn man stattdessen zu sich sagen kann, dass alles schon vorbei ist, dass man schon tot ist, so kann man von nichts abgelenkt werden. Man ist hier und jetzt, völlig voraussetzungslos. Man ist leer, und damit kann man unmöglich überlistet oder überrumpelt werden. Wenn man im Kendo oder Iaido lernt, mit dem Schwert zu schlagen, oder im Karate mit der zur Faust geballten Hand, ist es am besten, zu sich selbst zu sagen: Es ist schon vorbei. Dann

Die friedliche Kampfkunst   61

wählt der Körper, das innerste Wesen, den besten Augenblick für den Hieb oder Schlag, und man wird selbst genauso überrascht wie sein Partner. Gegen solche Hiebe und Schläge kann man sich nur mit derselben Form von Leere wehren.

Welche Technik man auch ausführen soll, in welche Situation man auch gelangt – wenn man fühlen kann, dass alles bereits getan, bereits vorbei ist, kann man nichts aufhalten oder ändern. Solches Aikido ist in seiner Natur so, als würde es gar nicht vom Aikidoka ausgeführt, sondern von etwas anderem, höherem. Wagt man auf dieses Höhere zu vertrauen und seine Handlungen diesem zu überlasen, so erreicht man wahrhaftig ein Aikido, das niemandem und nichts trotzt und hingegen Frieden schafft. Es ist eins mit dem Natürlichen.

Das ist wiederum nicht so leicht auszuführen wie zu beschreiben. Aber es ist den Versuch wert, wie lange es auch dauert, dahin zu gelangen. So lange sind wir jetzt auf der Erde gewandert, nun muss es genug sein mit Siegen, die die Niederlage anderer erfordern, mit einem Fortschritt, der auf dem Rücken anderer ausgetragen wird, genug mit Menschen, die auf Kosten anderer leben. Es ist eine Lebenszeit wert zu versuchen, eine andere Art und Weise des zwischenmenschlichen Handelns zu finden, eines, das nicht schadet, das nicht den einen belohnt und seinen Tribut vom anderen fordert. Wenn man sich dieses Ideal aneignet, bekommt man langsam ein Aikido, das nicht nur aussieht wie Tanz – es wird Tanz. Ein Tanz von Begeisterung und Lebensfreude, eine spielerische Weile.

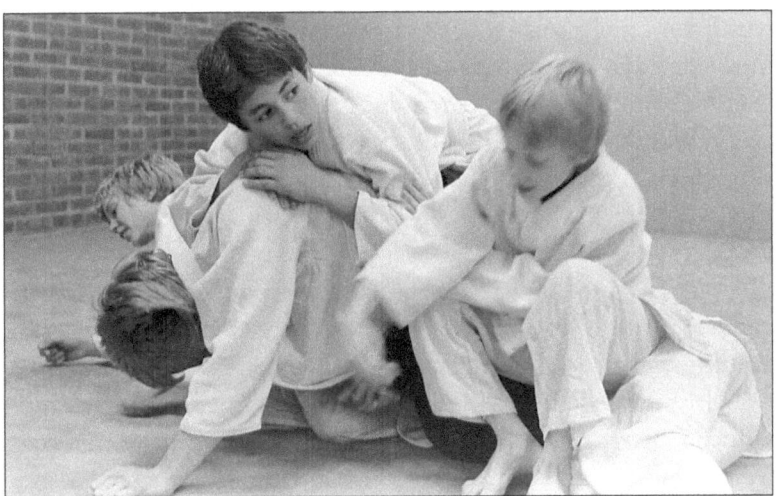

Kindertraining in Brandbergen, Schweden. Foto: Gunilla Welin.

Gemeinsame Fahrt

Im Buddhismus spricht man von Hinayana und Mahayana als den zwei Wegen zum Heil. Die Wörter bedeuten etwa kleines Fahrzeug und großes Fahrzeug. Das spielt an auf die Reise des Menschen von der Verwunderung und dem Suchen zur Erleuchtung, zur großen Gewissheit.

Hinayana ist, sich einsam ins Fahrzeug zu setzen und zu seinem Ziel zu reisen. Das war das Übliche im indischen Altertum. Wenn sie das mittlere Alter erreicht hatten, verließen viele Männer Haus und Heim, ihre Frau und die großgewordenen Kinder, um den Weg zu einer größeren Wahrheit, zum Sinn des Lebens zu finden – bevor es an der Zeit war, dass das Leben sie verließ. Für diese Männer waren Ewigkeit und Wahrheit Größen, die nur von einem einzelnen Menschen, von seinem unheilbar einsamen Selbst angetroffen werden konnten.

Mahayana war stattdessen wie eine Gruppenarbeit. Mehrere Menschen, die alle den Sinn von all dem hier finden wollten, wurden in einem Fahrzeug gesammelt und begaben sich auf gemeinsame Fahrt. Sie konnten einander dabei Unterstützung, Rat und Hilfe auf dem Weg geben. Ja, sie waren sicher darin, dass so große Wahrheiten, wie sie sie suchten, nur durch die gemeinsame Anstrengung mehrerer Menschen erreicht werden konnten. Der Einsame geht in die Irre, so meinten sie, aber die Gruppe leitet ihre Mitglieder recht.

Sicher kann man wohl eine allgemeingültige Wahrheit irgendwo in der Mitte zwischen beiden Wegen finden – aber während die selbstgewählte Einsamkeit die Unterstützung und Hilfe der Gruppe ausschließt, ist auf der gemeinsamen Fahrt die individuelle, private Erfahrung nicht unmöglich. Es scheint mir, dass Mahayana automatisch eine Kombination von beiden Wegen wird. Obwohl zugegeben werden muss, dass eine Gruppe – das hat die Geschichte oft bewiesen – genauso hoffnungslos in die Irre gehen kann wie ein einsamer Reisender. Es ist auch manchmal so, dass ein Suchender es schwer hat, Gleichgesinnte zu finden, die im Fahrzeug Platz nehmen könnten. Wenn es um die großen, ewigen Fragen des Daseins geht, gibt es keine Garantien.

Budo ist auf jeden Fall ausgeprägtes Mahayana. Man fährt zusammen. Wer glaubt, dass die Trainingskameraden nur geliehene Werkzeuge für die eigene Entwicklung sind, kann auf dem Weg nicht viele Schritte machen. Man muss einander aus ganzem Herzen helfen und voneinander lernen, in einem ständigen Fluss zwischen Mensch und Mensch. Man spricht im Budo vom Spiegelbild. Der Partner ist ein Spiegelbild meines Aikido und meiner Geistesverfassung, die Schüler sind ein Spiegelbild der Einsichten und des Könnens ihres Lehrers.

Es ist eine alte Weisheit, dass man einen Lehrer nach seinen Schülern beurteilen soll. Auf diese Weise kann man sowohl wirkliche Größe als auch peinliches Ungenügen erkennen. Ebenso ist kein Ausübender besser als er es mit dem am wenigsten fähigen Partner zu sein vermag. Harmonie, Eleganz und Natürlichkeit sollen die Bewegungen des Aikido auszeichnen, mit wem auch immer man sie ausführt. Man bedient sich der Techniken keinesfalls, um einen Sieg zu erringen, sondern um sowohl sich selbst als auch seinen Partner in Harmonie und Natürlichkeit zu üben.

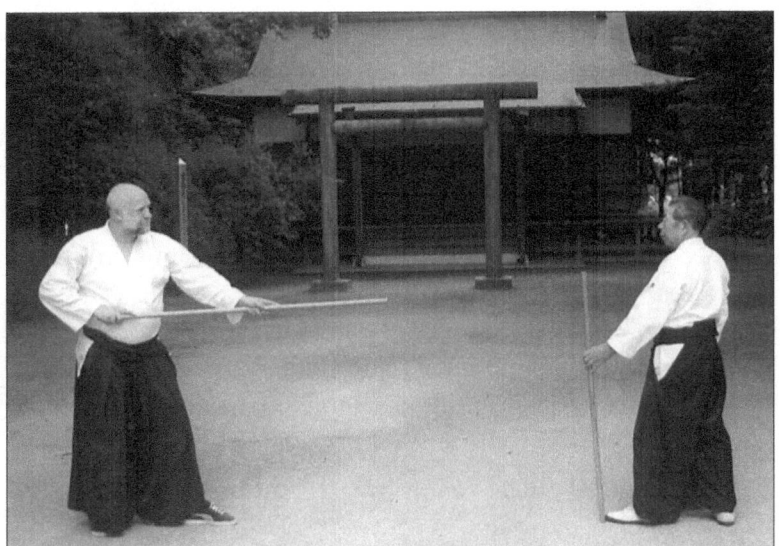

Ulf Evenås und Morihiro Saito in Iwama. Foto: Jöran Fagerlund.

Wenn die Technik ausgeführt wurde, sollen beide sich bereichert fühlen. Mit fortgesetztem Training sollen beide der Wahrheit näher kommen. Wer mit der Absicht zum Dojo kommt, nur an seiner eigenen Entwicklung zu arbeiten, hat es schwer, etwas zu lernen, er wird mit einer solchen Einstellung viel zu blind, um die eigenen Mängel zu erkennen oder eine bessere Weise für die Ausführung seines Aikido zu ahnen. Er steht still, und wer mit ihm trainiert, fühlt Unbehagen.

In alten Zeiten wurde eine solche Einstellung als Budo des Todes bezeichnet. Man kann damit gewiss lernen, seinen Partner zu verletzen und den einen oder anderen Kampf zu gewinnen, aber nicht, dem Partner Leben, Lust und Wohlbehagen zu schenken. Man wird eine allzu harte Klinge, die eines Tages brechen muss. Wer in seinem Training den Gedanken an Selbstverteidigung nicht aufgeben kann, den Traum davon, unüberwindlich zu sein, geht in diese Falle.

Ebenso im Geist des Mahayana liegt die Einsicht, dass Aikido nicht etwas ist, das man kaufen oder erobern kann – man bekommt es als Geschenk. Aikido ist eine Gabe – von dessen Gründer, Morihei Ueshiba, von seinen Vorgängern und Nachfolgern, von den Lehrern, mit denen man selbst trainiert hat und von allen Trainingskameraden. Die einzige Möglichkeit, die man hat, diese Gabe zu vergelten, ist, dass man sie weitergibt, anderen schenkt, egal ob man das als Lehrer oder als Partner macht. Darin ist kein Platz für Eigensinn. Als Partner soll man danach streben, seinem Trainingspartner alles zu geben, was er braucht, und als Lehrer, seinen Schülern alles zu geben, was man vermag. Für den Schüler soll es wichtiger sein, dass der, mit dem man trainiert, etwas lernt und sich entwickelt, als dass man das selbst tut, und für den Lehrer das selbstverständliche Ziel, dass seine Schüler ihn in ihrer Entwicklung überholen und über ihn hinauswachsen.

Mahayna beinhaltet, dass, solange nicht alle eine gewisse Höhe erreicht haben, diese eigentlich von niemandem erreicht wurde.

Die Sache mit der Selbstverteidigung

Die östlichen Kampfkünste haben eine Aura um sich, die nicht in allen Teilen sympathisch und auch nicht erstrebenswert ist. Schon als der gewaltige Oddjob im „James Bond"-Film *Goldfinger* Möbeleinrichtungen mit „Karateschlägen" zertrümmerte, kam das Ganze in Gang – oder vielleicht noch früher, mit Viking Cronholms Buch *Jiu-jitsutricks: Das japanische System für Selbstverteidigung*, das am Anfang des 20. Jahrhunderts herausgeben wurde. Wie es immer mit dem Unbekannten ist: Die Gerüchte um den geheimnisvollen Trick, der einen kleinen Mann befähigt, einen großen Kerl zu Fall zu bringen, bekamen gewaltigen Aufwind. Seit man im Westen Budoarten trainiert, sind sie immer auch ein Anziehungspunkt für temperamentvolle Personen gewesen, die lernen wollten, wie man sich prügelt. Das ist nicht die wünschenswerteste Personengruppe.

Aikido ist bis jetzt angenehm verschont geblieben von solchen Gerüchten und solcher Art des Zulaufs. Wenn grimmige Menschen einem in entspanntem und freundschaftlichem Geist durchgeführten Aikidotraining zuschauen, verlieren sie das Interesse und suchen andere Sportarten auf. Meist haben sie nicht einmal Geduld, während der Aufwärmübungen sitzen zu bleiben. Sie gehen, bevor das eigentliche Aikidotraining beginnt.

Eigentlich erst in den späten 80er Jahren des 20. Jahrhunderts, mit Steven Seagal und seinen gewaltsamen Abenteuerfilmen, folgte der Eintritt des Aikido in die Welt der weißen Leinwand und der Prügelei. Dazu muss man sich ziemlich vorsichtig verhalten. Seagals Aikidovorführungen im Abenteuerfilm haben nicht viel gemeinsam mit dem Geist und dem Ideal des Aikido.

Nun ja, sonst ist Aikido mehr als eine Form von graziöser Gymnastik bekannt denn als Selbstverteidigung und Kampfkunst. Sicher ist das geruhsam für den Ruf des Aikido, aber auch ein wenig irreführend. Aikido ist, für den, der das wissen will, eine höchst effektive Selbstverteidigung. Anders wären seine Prinzipien fehlerhaft, seine Bewegungen falsch ausgerichtet und das ganze Training nur ein massiver Selbstbetrug.

Das Charmante am Aikido ist, dass die, welche es trainieren, kein besonders großes Vertrauen in Aikido als Selbstverteidigung haben. Stattdessen stellen sie fest, wie schwer es ist, wie unzureichend ihr eigenes Vermögen ist, und sie können sich nicht vorstellen, dass sie bei einer wirklichen Bedrohung eine Aikidotechnik ausführen könnten. Diejenigen, welche in solche Situationen gerieten, berichten dagegen mit aufrichtiger Verwunderung, wie sie sich reflexmäßig mit der und der Aikidotechnik verteidigten, und wie verdutzt sie waren, als diese ganz ausgezeichnet funktionierte.

Generell ist es tatsächlich so mit Aikido, dass die Techniken bedeutend leichter an einem unvorbereiteten Partner durchzuführen sind als an den Trainingspartnern im Dojo. Letztere sind ja vorbereitet auf das, was geschehen wird, und haben gelernt zu widerstehen. Aber Aikido ist so konstruiert, dass es den geschicktesten Gegner neutralisiert, und dasselbe gilt für die Kampfkünste, aus denen Aikido sich entwickelt hat. Wenn diese Techniken und Methoden nicht funktioniert hätten, hätte man sie schon lange vergessen. Man kann also zu einem gewissen Grad sagen, dass sich das traditionelle Budo ungefähr nach dem darwinistischen Prinzip der natürlichen Auslese herausgebildet hat. Die Ausüber unterlegener Disziplinen überlebten ganz einfach nicht.

Wenn die Bewohner des Westens sich beeilen, die alten Budoarten zu rationalisieren und zu verändern, vergessen sie die lange Entwicklung. Wie soll ein einzelner Mensch klüger sein als die Erfahrung von unzähligen Menschen im Laufe der Jahrhunderte? Es ist also klar, dass Aikido funktioniert.

Und trotzdem tut Aikido als Selbstverteidigung vor allem im Verborgenen Nutzen. Lange bevor der Trainierende das Gefühl hat, dass seine Techniken ausgefeilt sind, hat er schon eine deutlich bessere Balance und Standfestigkeit gewonnen als zu Beginn seines Trainings. Er ist reaktionsschneller geworden und hat gelernt, seine körperlichen und mentalen Ressourcen effektiver aus-

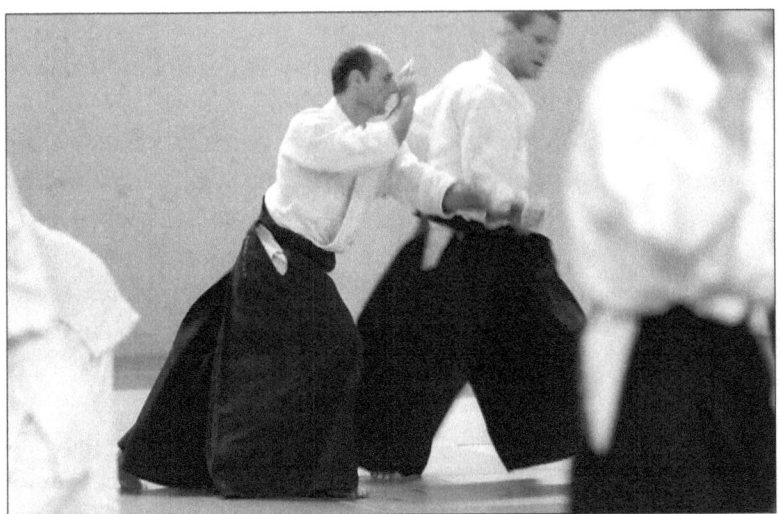

Franck Noel. Foto: Magnus Hartman.

zunutzen. Solches Können ist nicht offenbar, aber trotzdem äußerst wirklich und bedeutungsvoll.

Wenn Raubtiermännchen sich miteinander um ein Weibchen oder um ein Revier schlagen, kommt es selten vor, dass sie einander ernsthaft Schaden zufügen. Sie kennen ihre Ressourcen und wissen, wann sie aufhören müssen. Tauben hingegen haben nicht dieselbe Beherrschung. Sie können einander aufgrund der trivialsten Uneinigkeit tothacken, weil sie ihre Kraft nicht kennen. Wer eine Budoart trainiert, wird in der Regel aus demselben Grund friedfertig. Er respektiert die Kraft und die Wirkungen der Gewalt und will nichts mehr, als diese zu verhindern. Sogar Heißsporne werden gewöhnlich durch das Training und das Können, das sie dadurch gewinnen, bedeutend abgekühlt.

Das Wesen des Aikido ist Frieden und Wohlwollen, damit wird es schwer für den Lernenden, einen kriegerischen Sinn zu bewahren. Mit der Entwicklung des Könnens wächst auch die Friedfertigkeit und die Abscheu vor aller Gewalt. Ich glaube auch, dass einer, der diese Entwicklung in seinem Inneren durchgemacht hat, andere selten zum Angriff ermuntert. Friedfertigkeit ist genauso ansteckend wie Aggressivität, und vielleicht – hoffentlich – noch mehr.

Die friedliche Kampfkunst   69

Als die Japaner ihre Jutsu zu *Do* machten, war dies eine der zentralen Absichten. Aus den kriegerischen Künsten der Samurais wollten sie den friedlichen Inhalt herausdestillieren. Sie sollten Wege zu einer höheren Religiosität und Reinheit werden – ihrem unsprünglichen Ziel entfernt. Japanischen Augen ist alles andere ein Greuel. Aggressivität ist vulgär, Herausforderung und Trotz sind simpel. Wer sich auf eine wahre Kampfkunst konzentriert, hat keinen solchen Wunsch. Er sucht den Frieden und meidet die Gewalt.

Deshalb ist Aikido als Selbstverteidigung nicht ein Mittel, um als Sieger aus einem Kampf hervorzugehen, um Herr im Haus zu werden. So etwas schlägt Wunden, die Zeit brauchen, um zu heilen, und tut sowohl dem Betroffenen als auch dem Verursacher weh. Aikido soll verhindern, dass ein Streit überhaupt aufkommt, ihn abwenden, auch wenn der Angriff schon eingeleitet wurde.

Sicher klingt das wie eine utopische Vision – das ist es auch. Man kommt nicht in der Kürze des Moments dorthin. Aber schon lange bevor die Entwicklung des Aikido dort angekommen ist, ist es als Selbstverteidigung milder als viele seiner Kollegen, und erweist sich damit faktisch als an Effiktivität überlegen.

Wohlbehagen

Ich habe jetzt ziemlich viel darüber geschrieben, welche Einstellung, Attitüde und Methode die fruchbarste ist, um Fortschritte im Aikido zu machen. Aber eine Frage drängt sich auf: Warum soll man Aikido überhaupt lernen? Das ist eine in höchstem Grad berechtigte Frage. Wenn man nicht irgendeine Antwort darauf in sich trägt, glaube ich kaum, dass man besonders lang in einem Dojo bleibt. Man braucht ein Motiv.

Es gibt eine Reihe Argumente für Aikido, auf verschiedenen Ebenen. Das unmittelbarste ist die Bewegung und der Nutzen, die diese für den Körper hat. Man lernt auch, besser mit seinen Gliedmaßen, seiner Haltung und seinem Gleichgewicht umzugehen. Selbstverteidigung ist auch eine denkbare Motivation, auch wenn ich bis jetzt noch keinen einzigen Aikidoka getroffen habe, der der Meinung ist, dass dieses Argument schwer wiegt. Beim nächsten Schritt stößt man auf die lebensspendende Energie, *Ki*, und dass man *Tanden* findet, das Zentrum des menschlichen Körpers. Aber all das könnte genauso gut ein Kalbssteak sein, das weit weg von uns in unerreichbarer Höhe am Himmel schwebt, vielleicht sogar ein Schwindel, wenn nicht auch der Weg zum Erwerben all dieser Vorteile eine Anziehungskraft hätte.

Ich glaube, dass keines der großen Ziele in Wirklichkeit etwas wert ist, sondern dass es vor allem um das befriedigende Gefühl geht, das man empfindet, wenn man Aikido übt. Der Weg ist das Ziel, und wenn der Weg nicht in sich selbst Belohnung genug ist, dürfte die Zukunft auch nicht mehr zu bieten haben. Es soll vom ersten Moment an auf eine andere Weise befriedigend sein, Aikido zu trainieren. Wer dieses Gefühl nicht hat, dem will ich gleich empfehlen, sich nach einer anderen Beschäftigung umzusehen.

Natürlich ist die Befriedigung ihrer Natur nach reich nuanciert, und meist unerklärlich. Aber sie ist immer unbestreitbar,

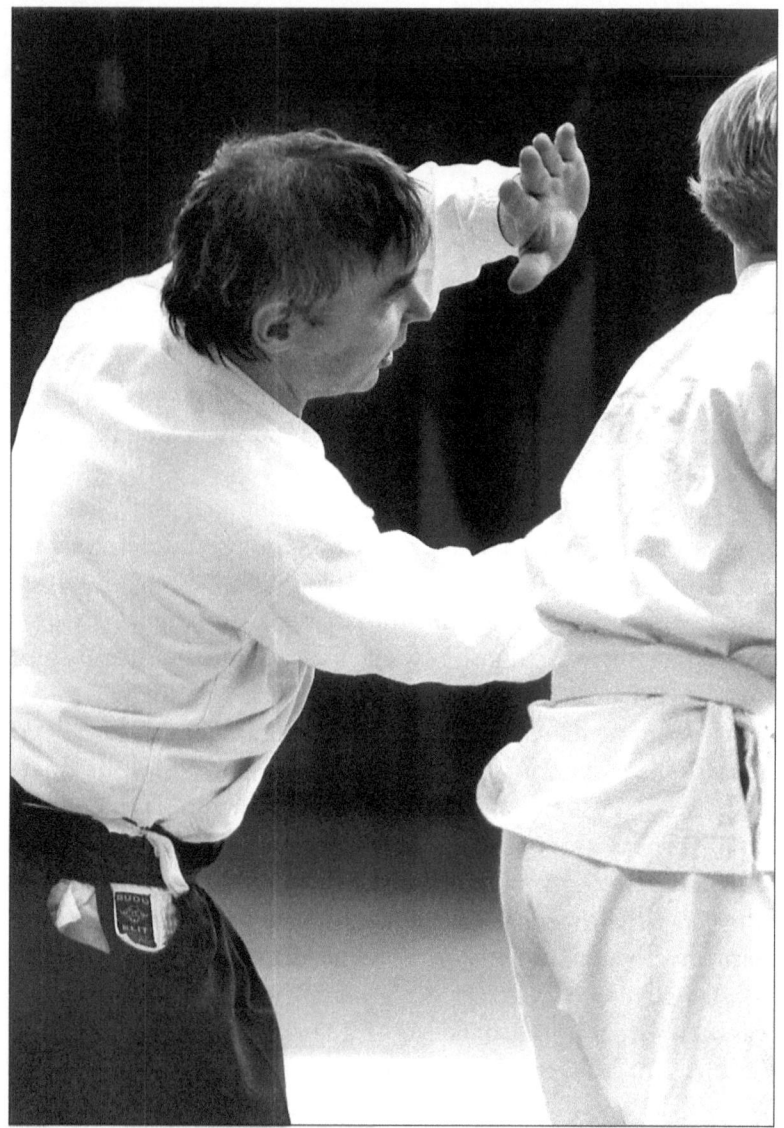

Hans Gauffin. Foto: Magnus Hartman.

wahrnehmbar für jeden einzelnen. Entweder ist sie da oder nicht.
Man braucht keinen Meister, der einem sagt, wie das eigentlich ist
– wenn man nichts empfindet, dann gibt es da nichts für einen zu
finden. Die einzigen, die etwas anderes behaupten, sind solche,
die sich zu Herren über das Leben anderer Menschen machen

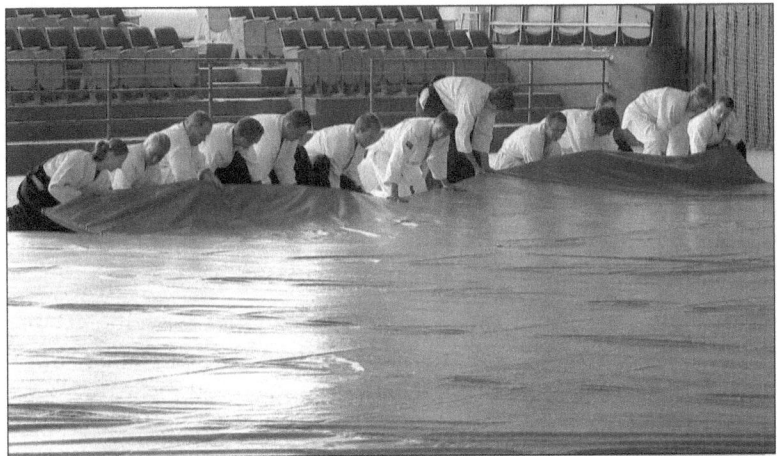

Vor einem Seminar in Plzen werden Tatami, die Matten, ausgelegt. Foto: Antonín Knízek.

wollen. Sie behaupten, etwas zu wissen, was sie nicht zeigen können, und etwas zu verstehen, was sie nicht erklären können. Sie bluffen.

Dass es drei Jahre dauert, um sowohl seine eigenen als auch die Qualitäten des Lehrers zu erkennen, bedeutet nicht, dass man genauso lange warten muss, um entscheiden zu können, ob die lange Zeit einem etwas gibt. Obwohl es einige Zeit dauern kann, bis man den Inhalt zur Gänze erfassen kann, so dauert es keine Sekunde, bis man ihn wahrnimmt. Man fühlt unmittelbar, tief in sich selbst, ob es da etwas von Wert für einen gibt. So kann man sofort entscheiden, ob man dabei bleiben oder weitergehen will. Diese innere Ahnung ist die einzige zuverlässige Motivation. Es ist besser, an dieser Wahrnehmung festzuhalten, selbst wenn sie zu einem unaufhörlichen Aufbruch und Abschied führen sollte, als sich selbst in der Sklaverei von Denkbarheiten und eines Raisonnements über Nutzen zu verstricken.

Dieselbe innere Ahnung soll während des Trainings vorhanden sein, wie lang man auch dabei bleibt. Und obwohl es manchmal aufreibend, vielleicht schmerzlich oder schrecklich monoton sein kann, führt diese Ahnung ein Gefühl von Wohlbehagen mit sich. So lange man Wohlbehagen empfindet, ist man auf dem richtigen Weg. Das Wohlbehagen ist seiner Natur nach etwas ganz anderes als zum Beispiel Genuss, Ehrgeiz, Stolz oder Nutzen. Das Wohlbehagen ist demütig und generös. Es verbirgt sich vor dem, welcher schnöden Gewinn sucht, aber es übergeht niemals den, welcher es gut meint. Es zeigt nicht nur einen gangbaren Weg – denn es gibt viele solche – sondern den schönsten Weg, der sogar die Götter selbst zum Lächeln bringt.

Ich glaube, dass der, welcher in seinem Training kein Wohlbehagen empfindet, etwas falsch macht. Wer es aber fühlt, wird entdecken, dass nicht nur sein Traininspartner dasselbe erlebt, sondern die ganze Umgebung. Eine andere Motivation ist kaum erforderlich, eine andere Belohnung kaum erstrebenswert.

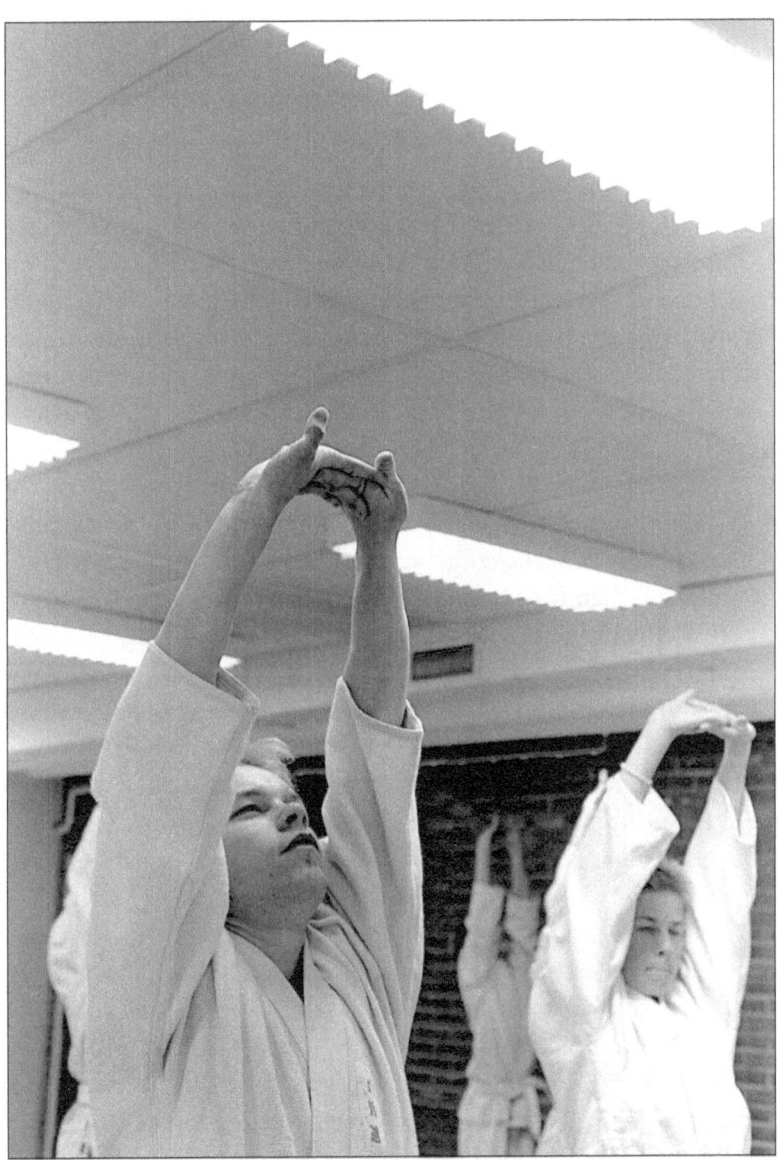

Aikitaiso – Aufwärmübungen. Foto: Gunilla Welin.

Die Grundlagen des Aikido

Do – der Weg

Das Wort Aikido besteht aus drei Begriffen, von denen jeder für sich genommen gelinde gesagt komplex ist – *Ai*, *Ki* und *Do*. Der erste bedeutet ungefähr Harmonie oder Vereinen, der zweite steht für die Lebensenergie, die kosmische Grundkraft, und der dritte bedeutet Weg. Am besten versteht man deren zusammengenommene Bedeutung dadurch, dass man sie in rückwendiger Reihenfolge liest: Der Weg durch Lebenskraft zur Harmonie.

Aber auch das ist das reinste Chinesisch, wenn man so sagen darf. Man muss eine Weile bei jedem Wort verweilen. Wir beschließen wieder zurückzugehen und beginnen mit *Do*, Weg.

Das Zeichen für *Do* ist eine Kombination aus zwei Bildern – einem Kopf und dem Zeichen für vorwärts gehen – also einfach ausgedrückt der Vorwärtsmarsch des Kopfes. Mit westlichen Begriffen: mentale Entwicklung. Hier ist also viel mehr gemeint als nur eine abgemessene Strecke zwischen zwei Punkten. Es handelt sich nicht um einen x-beliebigen Weg, wenn auch das Zeichen in so profanen Zusammenhängen wie eben für die Kennzeichnung ganz gewöhnlicher Straßen und Wege benutzt werden kann.

Es kann bereichern, wenn wir das Schriftzeichen näher ansehen – ein so genanntes Kanji, womit die Japaner die komplizierten Schriftzeichen bezeichnen, die ihren Ursprung in China haben. Das Kanji für *Do* besteht, wie gesagt, aus zwei Teilen, wobei der Teil, der einen Kopf symbolisiert, seinerseits aus dem Zeichen für ein Auge und dem, was eine Augenbraue darstellen soll, der Umgebung des Auges also, besteht.

Dass das Auge damit als das wesentlichste Organ des Kopfes gilt, ist nicht ungewöhnlich für das östliche Denken, man findet es auch im Westen zum Beispiel in der Aussage der Perzeptionspsychologie, dass wir mehr auf den Gesichtssinn vertrauen als auf jede andere Sinneswahrnehmung, dass der Seheindruck klar unsere Erfassung der Umwelt dominiert.

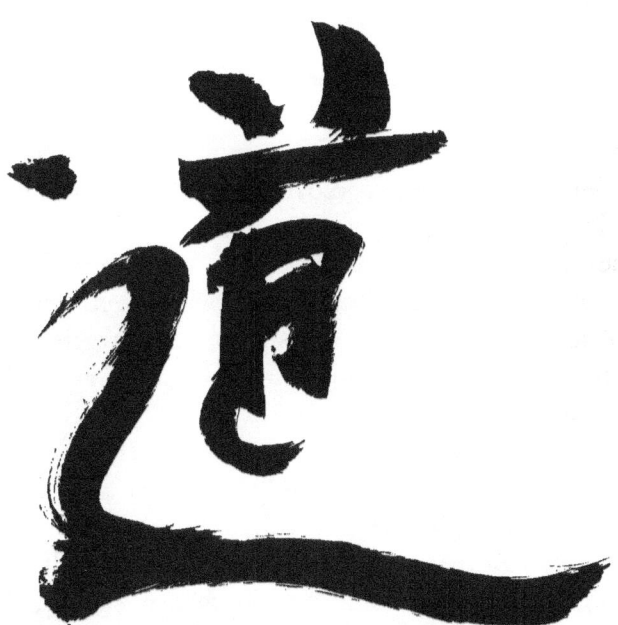

Das Schriftzeichen für Do, Weg, Kalligraphie des Autors.

Das Zeichen für vorwärtsgehen, oder sich vorwärtsbewegen, besteht aus zwei Teilen – einem Fuß und dem, was nach Ansicht des großen Sinologen Bernhard Karlgren in einer älteren Form das Zeichen für Mensch war, also der Mensch, der sein Gewicht auf einem Fuß hat, ein elegantes Symbol für den Schritt, der dadurch zustande kommt, dass man seinen Schwerpunkt auf den einen Fuß verlagert, um den anderen vorwärts bewegen zu können. Das ist auch deshalb interessant, weil das die Aufmerksamkeit auf denjenigen Fuß legt, der nach landläufiger Meinung die geringere Bedeutung hat – für uns wäre es wohl natürlicher, den Fuß hervorzuheben, der hochgehoben und nach vorne gestreckt wird, als den, auf den der Körper sich in dem Moment stützt. Man soll also an die Bedeutung erinnert werden, die darin liegt, dass man standfest im Fuß ist, wenn man sich vorwärts bewegt, wenn man nach vorne eilt.

Zusammengenommen hat das Zeichen eine Menge zu sagen – der Mensch kann mit seinem Denken vorwärtskommen, wenn er die Augen benutzt und in seinem Vorwärtsgehen Festigkeit hat. Es handelt sich also auch um Bedächtigkeit, um Vorsicht – das

Die friedliche Kampfkunst

Auge, das wahrnimmt, und der Fuß, der schwer auf dem Boden ruht. Das ist mit anderen Worten ein Weg, der sich genauso gut an einem einzigen Ort abspielen kann. Ich will das mit einem Hirsch vergleichen, der mitten im Sprung innehält, in alle Richtungen wittert, hellhörig, angespannt, um dann plötzlich in eine neue Richtung loszuspringen. Die Scheu und Schnelligkeit des Hirsches sind beträchtlich, und wenn er sich in Bewegung setzt, so tut er das mit einer gewaltigen Geschwindigkeit. Aber in dem einen Augenblick steht er wie festgefroren. Festgefroren, aber trotzdem voller Bewegung, ungefähr wie wenn ein Film mitten in der Rolle angehalten wird.

So steht auch der Mensch, von Zeit zu Zeit aufgehalten in seinem Laufmarsch durchs Leben, verwundert darüber, welche die beste Richtung ist. Wir brauchen vielleicht kein deutlich ausgewiesenes Ziel, aber wir müssen eine Richtung haben, um uns bewegen zu können und um durch den Lauf des Lebens überhaupt irgendwohin zu gelangen. Der Weg, den das Zeichen beschreibt, ist vor allem der Weg der geistigen Reise des Menschen – hin zum Vollkommenen, zur Erleuchtung oder was für ein sublimes Ziel wir uns auch immer vorstellen können.

Mehr als zweitausend Jahre ist dieser Weg ein Begriff im Osten gewesen. Das Schriftzeichen ist chinesisch, wo es *Tao* heißt (oder *Dao* in der modernen Schreibweise), und spielt eine bedeutende Rolle in den ältesten Urkunden der chinesischen Philosophie. Am deutlichsten ist das im *Tao Te King*, dem Buch über den Weg und die Tugend, das einige Jahrhunderte vor unserer Zeitrechnung entstanden ist. Diese Abhandlung über das Leben in 81 Versen soll von Lao Tse geschrieben worden sein, und es bildet die erste Quelle sowohl des philosophischen als auch des religiösen Taoismus.

Im *Tao Te King* ist der Weg etwas viel Größeres als bloß der Kurs des Menschen durch das Leben. Er ist selbst die Ordnung und steuernde Kraft des Universums. Alles, was existiert, „die zehntausend Dinge", folgt natürlich diesem Weg, wie die Elektroden um den Atomkern kreisen oder wie das Wasser im Flussbett fließt. Der Weg ist die große Ordnung der Natur, und es gab ihn schon, bevor das Universum erschaffen wurde. Lao Tse zufolge

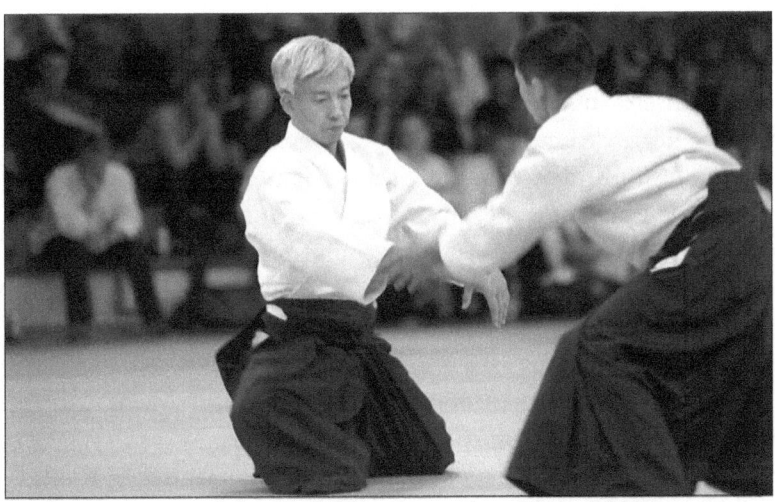

Doshu Moriteru Ueshiba. Stockholm, 2001. Foto: Magnus Hartman.

hat der Mensch die freie Wahl: Entweder er beugt sich dieser Ordnung des Lebens, und das Schicksal wird ihm gnädig sein, oder er trotzt dieser Ordnung und leidet damit viele unvermeidliche Qualen. Wer in Einheit mit dem Weg lebt, hat Tugend.

Der Weg des Taoismus ist so großartig, dass er ein so gut wie unbeschreibliches Mysterium wird. Er steht über und hinter allem – nicht einmal wie ein höchster Gott, sondern als das Prinzip, dem auch die Götter folgen müssen. Der erste Vers des *Tao Te King* lautet:

Das Tao das beschrieben werden kann ist nicht das ewige Tao
Der Name der genannt werden kann ist nicht der ewige Name
Das Namenlose ist der Ursprung von Himmel und Erde
Das Benennen ist die Mutter der zehntausend Dinge
Wer frei von Begehren ist sieht das Geheimnis
Wer voll von Begehren ist sieht die Manifestationen
Diese zwei entspringen derselben Quelle aber sie unterscheiden sich
im Namen
Diese zwei sind Geheimnis
Geheimnis der Geheimnisse
Das Tor zu allen Wundern

Die friedliche Kampfkunst

Dieser Weg ist nicht besonders leicht zu fassen, sei es für Hirsch oder Mensch. Er ist, was er ist, und wir können nur – durch unsere Tugend – versuchen, ihm gerecht zu werden. Wenn wir der Begierde entsagen, ahnen wir dieses Geheimnis, wenn wir Begierde empfinden, sehen wir seine Manifestationen. Vielleicht treffen sich beide Perspektiven in ihrem Äußersten – wenn man völlig frei von Begehren ist oder wenn man völlig davon erfüllt ist.

Nun, der Weg des Aikido ist nicht so großartig und kryptisch wie der des Taoismus.

Obwohl Morihei Ueshiba kein Zenbuddhist war, ist es angemessen, sich im Fall von Aikido dem Begriff des Wegs zu nähern, wie er im Zen beschrieben wird. Die anderen japanischen Kampfkünste verwenden dieselbe Endung – Judo, Kendo, Iaido, Karatedo usw. Der übergreifende Name für die japanischen Kampfkünste, Budo, tut das ebenfalls.

In der Perspektive des Zen ist der Weg eine Strecke, auf der man vorwärtskommt – nur scheinbar, um ein Ziel zu erreichen. Sicher gibt es eine Art Ziel im Zen, es heißt *Satori* und bedeutet in etwa Erleuchtung. Aber es gibt nicht nur ein *Satori* zu erreichen, sondern mehrere, und es gibt auch keine vorhersehbare Methode, um dahin zu gelangen. Die Person, die *Satori* erreicht, tut das immer in einer plötzlichen Überraschung und das einzige, was sie danach machen kann, ist: wieder von vorne anfangen. Man kommt zu seiner Erleuchtung, seinem Schimmer völliger Klarheit, einem Moment, in dem kein Mysterium unfassbar, kein Umstand im Dasein kompliziert ist. Dieser Augenblick ist sicherlich sehr befreiend, heilend, und von der Kraft, die man da gewinnt, der inneren Ruhe, die man findet, macht man Gebrauch, indem man sich dem Leben noch ehrlicher, noch mehr von Grund auf widmet.

Ja, man beginnt von neuem und macht alles noch beschwerlicher für sich selbst. Und in der Zukunft können neue Satoris kommen. Auch im Aikido ist so etwas möglich. Um es als Ziel zu nehmen, ist *Satori* jedoch viel zu launisch und viel zu plötzlich und vorübergehend. Nach so etwas kann man nicht streben – es ist auch so, dass der, welcher der Erfahrung von Klarheit eines

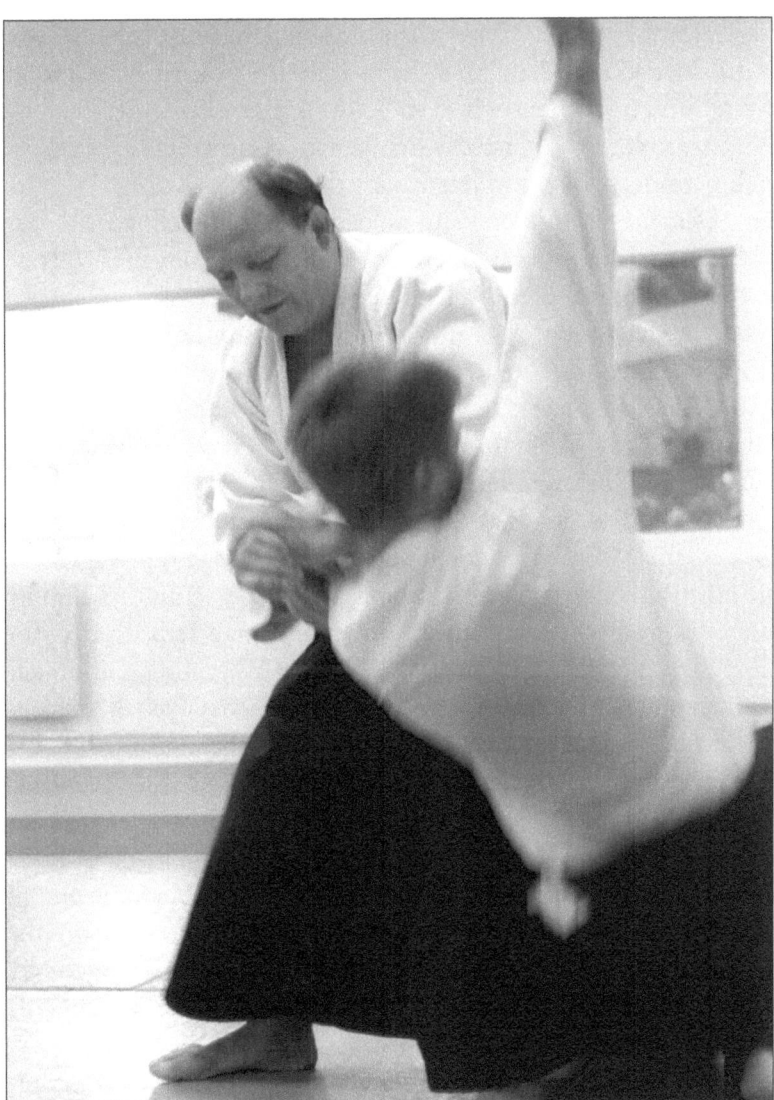

Jan Hermansson. Foto: Ulf Lundquist.

Satoris nachjagt, es unmöglich vernehmen kann, denn durch Anstrengung blockiert man sich.

Im Zen ist also der Weg das Ziel. Man trainiert seine Kunst
in Stunden, Tagen und Jahren. Je mehr man den Gedanken los-
lassen kann, wohin man damit kommt, desto mehr kann zu einem kommen. Denn die wirkliche Entwicklung geschieht sozu-

Die friedliche Kampfkunst

sagen im Geheimen, hinter dem, was zu geschehen scheint, vor der Entwicklung, die man selbst wahrnehmen kann. Der große Durchbruch ist nicht wie der Goldpokal am Ende des Regenbogens, sondern er versteckt sich genau an dem Punkt, wo man sich befindet – hier und jetzt.

Der Weg des Aikido kann unleugbar eintönig klingen: Er besteht einfach darin zu trainieren, *Keiko*, und dann weiter zu trainieren, ohne sich irgendwelche Vorstellungen davon zu machen, was man daraus gewinnt. Auf diese Weise wird die eigene Ambition oder Phantasie nie eine Grenze für das, was man erreichen kann. Und doch hat der Weg eine klare Richtung. Er führt unfehlbar auf das Wahre und Natürliche zu – wenn man voraussetzungslos auf ihm wandert.

In der Geschichte sowohl des Zen als auch der Kampfkünste gibt es eine Menge Anekdoten über die Bedingung des Wegs, und sie sagen alle, dass man sich nur auf ihm halten kann und ihm in die richtige Richtung folgen kann, wenn man selbst ohne Bedingung ist. Die Vernunft ist ein schlechter Wegführer, Gedanken und Analysen lassen den Wanderer nur im Kreis gehen. Aikido soll intuitiv erfasst werden, die Bewegungen sollen als Reflexe im verlängerten Rückenmark entstehen.

Am Anfang des Wegs ahmt man seinen Lehrer nach, man kopiert sorgfältig das Bewegungsschema der Techniken. Aber sobald man sie zum Funktionieren gebracht hat, sobald sie natürlich fließen, soll man sie vergessen. Man soll aufhören nachzuahmen, um stattdessen die Bewegungen aus sich selbst heraus zu schaffen. Da wird man mit jeder Ausführung einen weicheren, natürlicheren, wahreren Weg in ihnen finden. Sie werden sozusagen automatisch zur Vollendung geschliffen.

Den Weg des Aikido geht man also mit einem leeren Kopf, und ohne einen speziellen Bestimmungsort in Sicht zu haben. Planlos, wie ein Schlafwandler. Gleichgültig darüber, wie die Reise vorwärts geht, wie auf einem Marsch, der auf der Stelle tritt.

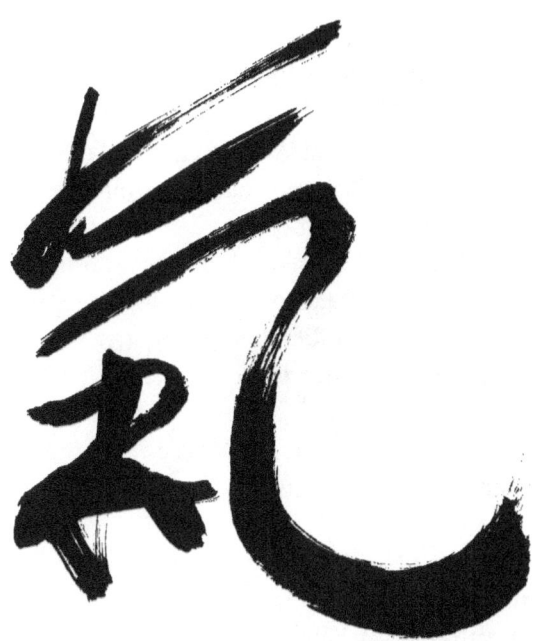

Schriftzeichen für Ki, Lebensenergie, Kalligraphie des Autors.

Ki – Lebensenergie

Von Indien weiter bis zum östlichen Ende Asiens sind verschiedene Atemübungen ein wichtiger Teil der Selbstheilung von Menschen. Bei diesen Völkern ist es ein allgemeines Wissen, dass der Atem der wichtigste Schlüssel zur Gesundheit und zum Wohlbefinden ist. Wer sich täglich Atemübungen widmet, hat eine größere Chance, gesund und rüstig zu bleiben.

Es ist verwunderlich, dass in Europa keine ähnlichen Traditionen entstanden sind, obwohl wir seit Urzeiten wissen, dass der Atem selbst die Voraussetzung für das Leben ist – vom ersten Atemzug und dem nachfolgenden Gebrüll des Neugeborenen bis zum allerletzten Seufzer der Alten. Dazwischen scheint man im Westen den Atem für gegeben zu halten, etwas, worum sich ausschließlich das autonome Nervensystem kümmert, das wie alle grundlegenden biologischen Mechanismen unsere Aufmerksamkeit nicht verdient. Vielleicht ist es ein Kennzeichen für unsere Kultur – im Guten wie im Schlechten – das Alltägliche, das Natürliche zu vernachlässigen, zum Vorteil aller Wunderlichkeiten, die wir erfinden können.

Nun, unter den vielen asiatischen Atemübungen ist eine, die nach dem Prinzip des Quadrats funktioniert: vier gleich lange Seiten. Man atmet in einem langgezogenen, tiefen Atemzug durch die Nase bis hinunter in den Bauch ein. Dann hält man den Atem so lange an, wie das Einatmen benötigte. Danach atmet man genauso lange durch die Nase oder den Mund aus, hält den Atem den gleichen Zeitraum an, und dann fängt man wieder von vorne an.

Es ist wichtig, tief und ruhig zu atmen – kürzere Intervalle als zehn Sekunden sind nicht sinnvoll – und eine gute Haltung zu haben, mit aufrechtem Rückgrat, entspannten Schultern und leicht vorgestrecktem Magen. Man braucht dieses Atemquadrat nicht oft zu wiederholen, damit das Resultat sich zeigt: Wohlbefinden, Entspannung und eine Luft, die sozusagen besser schmeckt. Die Intervalle zu verlängern, ist ein nützliches Training und eine natürliche Entwicklung dieser Übung. Da wird man auch schnell der großen Crux gewahr: Drei der vier Seiten der Übung kann man ausgezeichnet verlängern, aber es ist unglaublich schwer, den Atem nach dem Ausatmen etwas länger zu halten. Die Brust tut weh und der Körper löst alle möglichen Alarmsignale aus. Das ist ein ziemlich dummes Gefühl.

Man sollte also die Zeitintervalle danach ausrichten, wie lange man irgend bequem den Atem nach dem Ausatmen anhalten kann, ohne von Panik ergriffen zu werden oder den ganzen Oberkörper im Kampf gegen den Impuls des Einatmens zu verkrampfen. Die Übung soll ja zu Entspannung führen, nicht zu einem Stellungskrieg zwischen dem bewussten Willen und den Instinkten.

Es gibt eine Möglichkeit, die Intervalle merklich zu verlängern und trotzdem ruhig zu atmen. Statt den Atem anzuhalten, indem man die Muskeln zusammenzieht, sozusagen einen

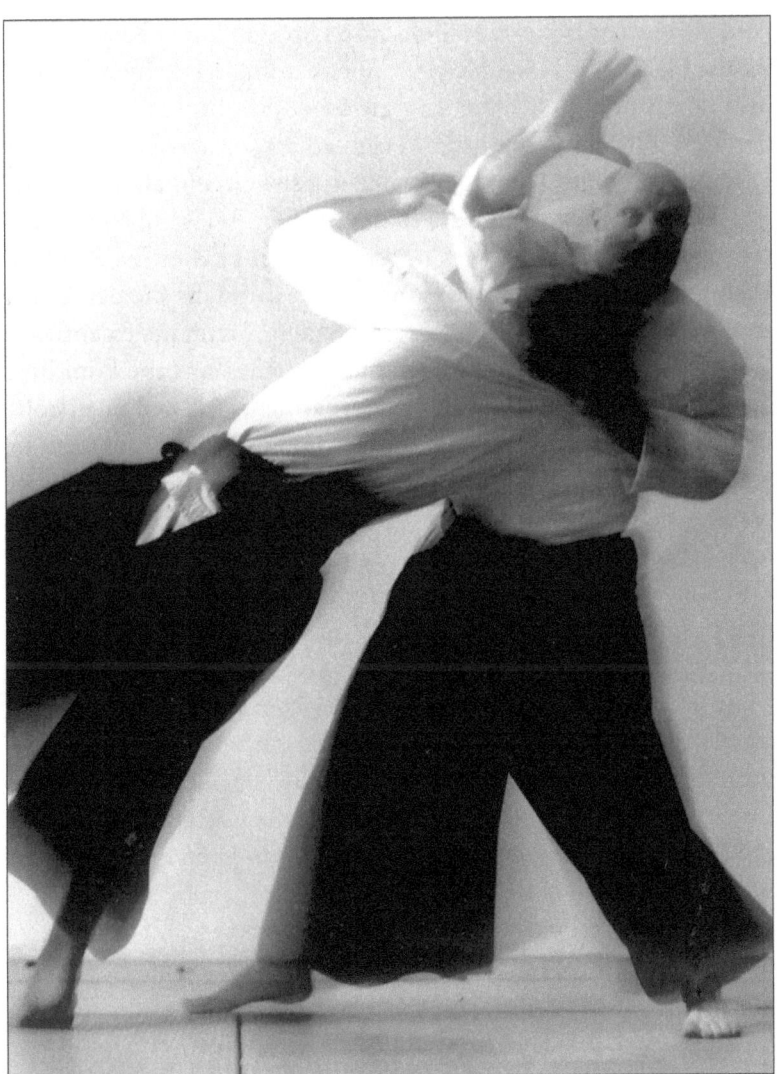

Ulf Evenås, Göteborg. Foto: Jüri Soomägi.

Deckel auflegt, sollte man denken, dass der Atemzug weitergeht – obwohl keine Luft kommt. Wenn man seine Lungen mit Luft gefüllt hat, hält das Gefühl des Einatmens dennoch an, und wenn man seine Lungen von Luft geleert hat, hält das Gefühl des Ausatmens an. Es klingt verwunderlich, aber es ist keine schwerere Übung für die Phantasie, als sich eine Übung zu denken, bevor man sie ausführt. Obwohl die Luft nicht länger fließt, kann

Die friedliche Kampfkunst 85

man sie wie ein Brausen fühlen, eine Flut durch den Körper vom Bauch bis zu den Nasenlöchern. Die Atmung hat keinen Anfang und kein Ende, sie wendet nur zwischen Ein und Aus, aber mit der Zeit wird auch dieser Unterschied abgenützt. Die Atmung wird ein ständiges Fließen, gleichzeitig sowohl ein als auch aus.

Die Wahrnehmung, die man auf diese Weise übt und verstärkt, dieses Brausen eines unterirdischen Flusses, ist *Ki* – die kosmische Lebensenergie. *Ki* funktioniert ungefähr wie der Atem, man kann es beschreiben als Atem vor dem Atem, die eigentliche lebenspendende Essenz – ungefähr wie die verborgene Funktion des Sauerstoffs in der Luft. Wenn wir atmen, sind der Sauerstoff, den wir aufnehmen, und das Kohlendioxid, das wir abgeben, in einem ständigen, lebensnotwendigen Kreislauf. Der Sauerstoff verbirgt sich in der Luft. Das *Ki* ist auch versteckt, vor und außerhalb der Luft, die wir atmen.

Die Ähnlichkeit zwischen Sauerstoff und *Ki* ist so schlagend, dass der moderne Analytiker *Ki* am liebsten als nichts anderes als die östliche Ahnung eben des Sauerstoffs beschreiben möchte. Man wusste früher nichts von der Existenz und Funktion des Sauerstoffs, aber man konnte natürlich die lebenswichtige Bedeutung des Atems erkennen. Es war plausibel, sich eine verborgene Essenz in der Luft vorzustellen, eine Lebenskraft, die ständig durch uns fließen muss, damit wir uns am Leben erhalten können.

Und doch ist das weit entfernt von allem, was *Ki* aus der asiatischen Perspektive ist. *Ki* hat nicht die Begrenzungen, die für den Sauerstoff gelten. Zum Beispiel muss das *Ki* nicht dem Weg der Luft durch Nase oder Mund in die Lungen folgen, um dann wie Sauerstoff im Körper verteilt zu werden. Nein, das *Ki* kann durch den Menschen in jede Richtung fließen – hinein durch die Fußsohlen und Handflächen, hinaus durch die Fingerspitzen oder die Stirn oder den Brustkorb. *Ki* bündelt alle Wahrnehmungen der Sinne in einem Strahl von Aufmerksamkeit. Wenn *Ki* ein Äther ist, so besteht es am ehesten aus der Gewissheit „ich bin", dem Bewusstsein davon, dass es einen gibt und dass man sich zur Umwelt verhält. Wenn Leben Bewegung ist, so ist *Ki* der Wille hinter jeder Bewegung, der Impuls dafür und etwas, das den Boden

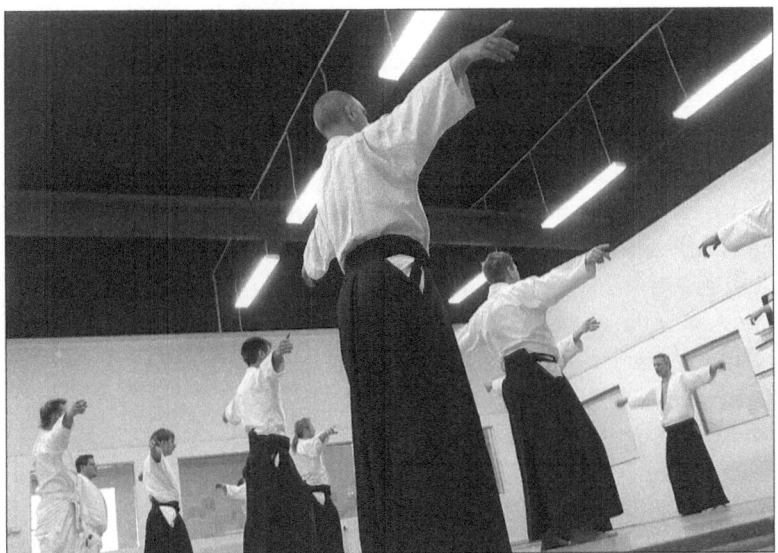

Aufwärmübung in Enighet, dem Dojo des Autors in Malmö, Schweden. Foto: Anders Heinonen.

dafür bereitet. Der Körper bewegt sich mit Hilfe von Muskeln und Verbrennung, aber der Wille bewegt sich mit der Hilfe von *Ki*. Und es ist der Wille, der dem Körper vorausgeht und ihn steuert.

Vielleicht kann man *Ki* den Äther der Intention nennen. Wenn man zum Beispiel einen Schneeball auf ein Verkehrsschild werfen will, so wird zunächst im Bewusstsein eine gedachte Wurfparabel zwischen dem Schneeball und dem Blech des Verkehrsschilds geschaffen. Die Parabel beginnt jedoch nicht im Schneeball, den man in der Hand hält, sondern im Körper, da, wo die Kraft für den Wurf herkommt – unterhalb des Nabels, im Zentrum des Menschen. Diese gedachte Parabel vom Kern des Willens zur Zieltafel wird ein Fluss von *Ki*. Je deutlicher und stärker dieser Fluss ist, desto sicherer wird die Bahn des Schneeballs und desto deutlicher der Treffer. Alle Bewegungen im Aikido werden in dieser Geisteshaltung ausgeführt.

Auf chinesisch heißt das *Chi* (oder *Qi* in der modernen Schreibweise). Das Schriftzeichen besteht aus zwei Teilen – Reiskorn und Dampf. Der kochende Reis, das wichtigste Symbol des Ostens für das Lebenspendende. Reis kann nicht gegessen wer-

Die friedliche Kampfkunst

den, bevor er gekocht ist, erst wenn er Energie bekommen hat, kann er Energie geben. So ist es auch mit *Ki* – die Bewegung ist selbst seine Voraussetzung, die Zirkulation seine ständige Bedingung. Wer seine Hähne zudreht und sein *Ki* einschließt, wird schrumpfen. Die Lebenskraft in ihm wird muffig, fad, und er verliert den Funken. Um seine Kraft zu steigern, muss man das *Ki* herausfließen lassen. Da kommt eine weitere Ähnlichkeit mit dem Atem hinzu – wer nicht ausatmet, kann auch nicht einatmen. Man muss geben, um zu bekommen, muss sich leeren, um gefüllt werden zu können, wegwerfen, um etwas Neues gewinnen zu können.

Leben ist Veränderung, eine endlose Bewegung ohne Anfang oder Ende, ohne einen fixen Startpunkt oder ein endgültiges Ziel. So ist auch *Ki*. Der *Ki*-Fluss bewegt sich nicht in geraden Bahnen, eher wie die Himmelskörper in Bögen und gekrümmtem Lauf. Man sagt, *Ki* sei Spiralen in Spiralen in Spiralen. Die natürliche Bewegung von *Ki* ist wie eine Serpentine – die scheinbar gerade Linie besteht aus einer Spirale, die voranschießt. Und in der Spirale verbirgt sich die nächste Spirale und in jener die nächste. Wer seinen *Ki*-Fluss stimulieren will, sollte eher gerundete Bewegungen wählen als direkte und eher einen wiederkehrenden Verlauf als einen sich verlierenden. *Ki* fließt am stärksten bei Bewegungen, die dem Lauf der Himmelskörper gleichen – in Ellipsen.

Man spricht oft vom Kreis – sowohl wenn man vom Aikido als auch wenn man von Astronomie spricht – aber es ist in beiden Fällen genauso unwahr. Ein natürliches Aikido, das in den Bahnen von *Ki* fließt, bildet Ellipsen. Genauso ist es mit Planeten und Asteroiden. Einige Planeten – zum Beispiel der Neptun und die Erde in unserem Sonnensystem – bewegen sich in Bahnen, die nahezu Kreise zu sein scheinen. Wenn man diese genauer studiert, sieht man jedoch, dass auch sie sich elliptisch bewegen – mit der Sonne in einem der beiden Brennpunkte. Je näher sie der Sonne sind, desto höher ist ihre Geschwindigkeit, je weiter von ihr weg sie sich befinden, desto langsamer bewegen sie sich. Kein Himmelskörper hat eine gleichmäßige Geschwindigkeit – sie verlangsamen und beschleunigen. Auch das ist natürlich für Aikido und für *Ki*.

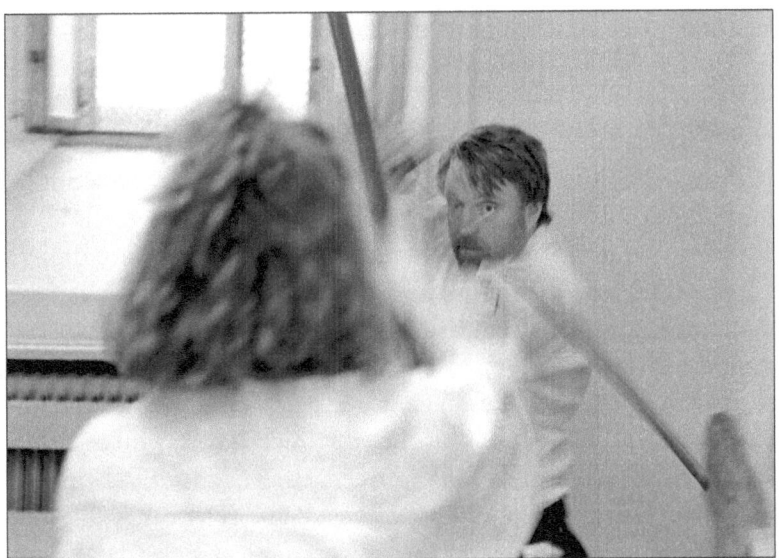

Claes Wikner, Stockholm. Foto: Magnus Hartman.

Eine gleichmäßige Geschwindigkeit und eine gerade Linie sind unveränderlich, wie der Tod. Da das *Ki* selbst Lebensenergie ist, sind seine Form und sein Ausdruck immer am weitesten von dem entfernt, was dem Tod gleicht. *Ki* kann erweitert oder gesammelt werden, beschleunigen oder sich verlangsamen, aber es kann niemals still stehen.

Wer wirklich in Harmonie mit *Ki* gelangt, ist in der Lage, die Energie zu steuern, aber er tut das immer in Bahnen, die diesem passen, zu denen es natürlich strebt. Da wird *Ki* nicht nur ein Mittel für den Menschen selbst, sondern ein grenzenloser Fluss, der durch den ganzen Kosmos fließt. Man spürt diesen Fluss und folgt ihm, wie in einem universellen Tanz, einer Musik der Sphären.

Morihei Ueshiba sprach von *Ki* als von etwas sowohl Persönlichem als auch Universellem. Der persönliche *Ki*-Fluss jedes Menschen muss nach einer Vereinigung mit dem universellen Fluss streben. Es liegt ein kleinlicher, fast lächerlicher Ehrgeiz darin, sein *Ki* zu stimulieren, um die eine oder die andere großartige Tat auszurichten. Wenn das *Ki* wirklich grenzenlos fließt, schenkt das eine geistige Erfahrung, die das Individuelle völlig bedeutungslos macht. Man beginnt, den kosmischen Äther selbst

Die friedliche Kampfkunst   89

zu atmen, und das „ich bin", das den Kern des *Ki* bildet, geht auf im ganzen Seienden des Universums. Man ist nicht länger von der Existenz unterschieden, sondern wird eins mit dem Weltall.

Ueshiba sprach auch von positivem und negativem *Ki*. Das negative ist destruktiv, eine Kraft, die von der Umwelt getrennt ist und selten auf Dauer etwas anderes zustandebringt als Zerstörung. Sie drückt nieder, hemmt und schadet, führt immer näher zum Tod. Allein in positivem, freigiebigem Geist bekommt man ein *Ki*, das schaffen, heilen und uns recht führen kann, das über die Begrenzungen des eigenen Ich hinausreicht. Die ihr *Ki* negativ machen, wollen es in gerade Linien zwingen, sie wollen es aufhalten und bändigen – und damit auch das *Ki* von anderen bändigen. Solche Menschen können einiges zustandebringen, manchmal auch anderen imponieren, aber was sie tun, fühlt sich nie angenehm an. Leider können sie manchmal sogar das *Ki* von anderen ins Negative wenden. Wenn man sein *Ki* übt, ist es deshalb von größtem Gewicht, das nicht für sich selbst zu tun, sich nicht von den Werken fangen zu lassen, die man mit *Ki* auszuführen vermag. Man sollte alles zurückgeben, was man bekommt – man sollte es zum Wohlbefinden von allen fließen lassen.

In der okkulten Tradition des Westens findet man ähnliche Warnungen. Man spricht da von weißer und schwarzer Magie. Erstere ist wohlwollend und weich in ihrem Ausdruck, letztere aber hart und destruktiv. Vielleicht kann man den Begriffen auch mit der Polarität Liebe und Macht näher kommen. Sowohl mit *Ki* als auch mit Magie ist es nicht unmöglich, sich von den Möglichkeiten zur Macht verführen zu lassen, aber das wirkt verdunkelnd. Das Vermögen, das man erhält, soll man wegwerfen, denn verglichen mit dem guten Geist, den man um sich verbreiten kann, hat es keinen Wert.

Die westliche parapsychologische Forschung spricht heute oft von psi. Es handelt sich dabei um einen zusammenfassenden Namen für Kräfte, die man nicht erklären kann – Telepathie, Psychokinese usw. Wenn diesen Phänomenen Realität zukommt, so muss eine Art Kraft oder Vermögen hinter ihnen liegen, so nimmt man an, und es ist einleuchtend, dass man sich da dem östlichen Begriff *Ki* nähert. Es gibt eine weitere Parallele zu *Ki*.

Die Forscher, die mit parapsychologischen Experimenten arbeiten, sind sich ziemlich klar darüber, wie man die besten Resultate erhält: Wenn die Versuchsperson entspannt, vertrauensvoll ist und sich nicht bemüht, Erfolg zu haben.

In Asien ist *Ki* jedoch so etabliert, dass es schon Welten von Entwicklung und Anwendung umfasst. Zum Beispiel arbeitet die traditionelle Medizin und Massage hauptsächlich mit dem *Ki*-Fluss und damit, wie dieser durch den Körper des Patienten verläuft. Bei der Massage ist es das *Ki* des Masseurs, das das *Ki* des Patienten stimuliert. Die rein anatomische Behandlung ist von untergeordneter Bedeutung, und bei der Akupunktur sind es die *Ki*-Flusspunkte des Patienten, die stimuliert werden. Allgemein ist *Ki* ein derart etablierter Begriff in Asien, dass er selten die metaphysische Bedeutung bekommt, die ihm in der westlichen Betrachtung sofort verliehen wird.

So gelten zum Beispiel im Aikido das *Ki* und die Stimulierung des *Ki*-Flusses nicht an sich als Hauptsache im Training. Als wichtiger Teil, gewiss, aber meist in derselben Weise, wie man Benzin braucht, damit ein Auto rollen kann oder wie Essen und Trinken einen Menschen handlungsfähig machen. Sicher ist die Qualität des Brennstoffs bedeutend für das Resultat – aber er ist nicht mit dem Resultat identisch. Das, was man mit *Ki* zustandebringen kann, ist das Interessante – und die große Herausforderung.

Ai – Harmonie

Die erste Silbe im Wort Aikido lässt sich am leichtesten mit der chinesischen Schrift zeichnen, die die Japaner Kanji nennen, aber es ist bei weitem nicht genauso leicht, seine Bedeutung zu übersetzen. Wir pflegen zu sagen, dass *Ai* (auf chinesisch *Hé*) Harmonie bedeutet, aber dieses Wort wird von keinem Wörterbuch verwendet. Streng sprachlich ist es richtiger, von „Vereinigung", „Übereinstimmung" oder „Einigkeit" zu sprechen. Das Wort wird auch bei gewissen Maßangaben verwendet. Das Schriftzeichen stellt einen Mund, die Ziffer eins und darüber ein Hausdach dar, was man so deuten kann, dass unter diesem Dach alle wie mit einem Mund sprechen. Der Begriff Einigkeit scheint am nächsten zu liegen.

In der Kombination, die das zusammengesetzte Wort Aikido bildet, ist jedoch die gewöhnlichste Übersetzung von *Ai* Harmonie, um auf eine Einigkeit hinzuweisen, die nicht nur die Abwesenheit von Uneinigkeit ist, sondern so tief und selbstverständlich, dass sie wie ein eigener angenehmer Zustand geworden ist, eine friedlich wirkende Kraft.

Für Morihei Ueshiba und für seine Nachfolger ist Aikido keinesfalls ein Weg zum Sieg im Kampf und auch nicht nur ein Weg vom Kampf. Dabei handelt es sich, trotz ihrer offensichtlichen Verdienste, letztlich doch nur um Negationen. Hier darf man nicht stehen bleiben. Der Mangel an etwas kann nicht so lebenskräftig sein wie die Fülle von etwas anderem. Eine Welt ohne Krieg wäre kein dauerhafter Segen, bevor nicht alle fühlen könnten, dass der Frieden etwas Selbständiges, Zuverlässiges ist, welches die Zivilisation durchdringt. Frieden muss mehr sein als nur der Stillstand zwischen zwei Kriegen, Einigkeit muss mehr sein als nur die Ruhe zwischen zwei Auseinandersetzungen. Deshalb das Wort Harmonie – ein schöner Zustand mit einer solchen

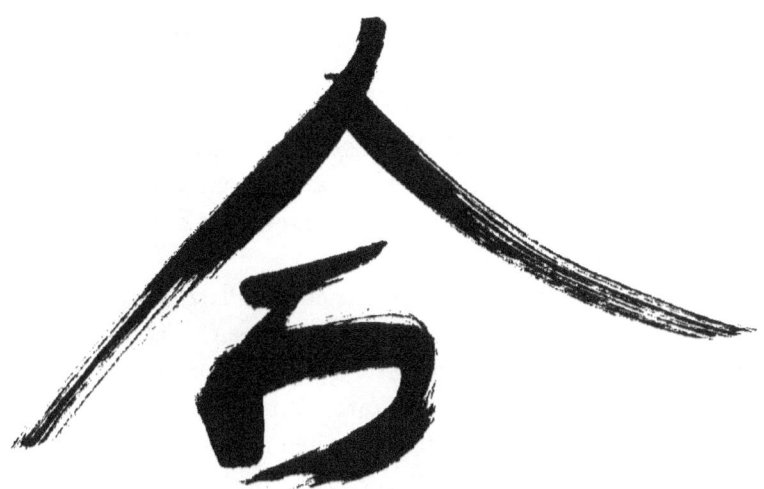

Das Schriftzeichen für Ai, Harmonie oder eher Einigkeit. Kalligraphie des Autors.

Leuchtkraft und Anziehung, dass keiner, der ihn kennengelernt hat, solche Ruhe jemals abbrechen will. Eine Einigkeit, die angenehmer ist als ein Streit erlösend sein kann, ein Frieden, der wonniger ist als ein Krieg erschreckend sein kann. Der gute Zustand muss so überwältigend sein, dass dessen Gegensatz verblasst und im Vergleich nur abgestanden erscheint. Erst mit einem solchen Glanz wird *Ai* das wichtigste Wort der drei in Aikido, erst da wird die Harmonie das Ziel unseres Übens.

Im Zen werden oft Rätsel angewendet, um den Suchenden zu *Satori* zu führen. Diese nennt man *Koan*, und sie wirken auf den ersten Blick wie unmögliche Paradoxe. Das bekannteste der vielen Zen-*Koans* ist dieses: Wie klingt das Klatschen einer Hand? Mehr als einmal ist es mir passiert, wenn ich das Rätsel einem Neugierigen gegenüber erwähnt habe, dass dieser als Antwort mit seiner Hand auf eine Weise gewedelt hat, dass diese faktisch selbst geklatscht hat – die Fingerspitzen schlagen gegen die Handfläche. Einige sind richtig gut darin. Ihre Antwort ist natürlich völlig korrekt. Auch der Unbeholfene kann die „richtige" Antwort geben, indem er die eine Hand in der Luft bewegt, wie man das bei einem Applaus macht, die andere Hand aber ruhen lässt, und sagt: „So!"

Das Wort *Ai* in Aikido ist auch etwas wie ein *Koan*, ein paradoxes Rätsel, das man unmöglich ausschließlich mit Worten lösen kann. Man kann es machen wie mit dem Klatschen der Hand – mit Bewegung und Handlung zeigen und sagen: „So!" Die große, wonnige Harmonie ist keine These, die man in Büchern aufzeichnen kann, sie ist eine innerliche Handlung, eine Lösung im Moment und in der exakten Situation.

In Aikido steht man niemals an einem Platz, wenn der Angriff kommt, sondern man bewegt sich zur Seite. Wenn man auf den Zuggleisen geht und ein Zug gefahren kommt, geht man natürlich von den Gleisen herunter. Etwas anderes wäre verheerend. Das ist so klar wie das Klatschen mit der Hand. Warum zusammenstoßen? Warum im Weg stehen angesichts einer Kraft, die so deutlich ihre Richtung anzeigt? *Ai* bedeutet, immer vom Gleis herabzusteigen, niemals stehenzubleiben oder der Kraft zu trotzen – auch wenn man die Kraft hätte, sich dagegen zu stellen. Auch den kleinen Märklinzug einer Modelleisenbahn lässt man passieren. Man steigt nicht deshalb von den Gleisen herab, weil man den Zug nicht zu stoppen vermag, sondern weil man ihn nicht zu stoppen wünscht. Die Harmonie des Aikido ist, den Zug mit Freude vorbeifahren zu lassen und ihn in der Ferne verschwinden zu sehen. Und da steht man dann, winkend.

Das kann zunächst lauten wie das Prinzip der Passivität, wie eine Methode, um Schaden zu vermeiden, indem man allem gegenüber aufgibt. So ist das keinesfalls. Man hält keine Bewegung auf, man wehrt sich nicht gegen eine Kraft – aber man beugt sich ihr auch nicht, man fügt sich ihr nicht. Man vermeidet den Konflikt so, dass auch der sich im Konflikt befindende Wille nicht von Erfolg gekrönt wird. Wenn die Absicht des Zuges also war, mit der Person auf dem Gleis zusammenzustoßen, so wurde die Absicht in nichts verwandelt. Keine Kollision, keine Unterwerfung. Wenn der Zug verschwunden ist, klettert man wieder zurück aufs Gleis und macht weiter wie zuvor.

Das meiste des Elends und der Schmerzen auf der Welt scheint darauf zurückzugehen, dass Willen sich im Konflikt befinden – einer will haben, was ein anderer nicht hergeben will, einer will stehen, wo ein anderer sich befindet, und so weiter. Und

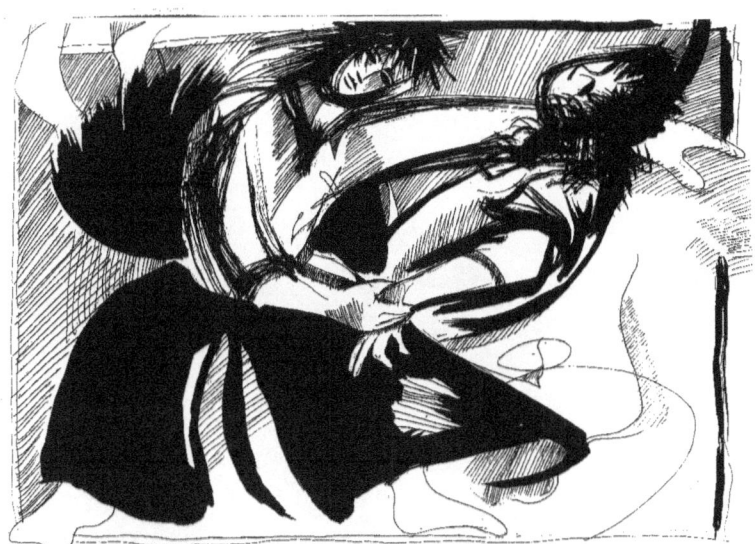

Aikido Zeichnung von Mikael Eriksson, ca. 1973.

doch ist die Welt groß und reich genug für alle. Wir müssten in der Lage sein, volle, schöne Leben zu leben, ohne einander zu bestehlen. Im Aikido ist das eine selbstverständliche Überzeugung. Harmonie ist der höchste natürliche Zustand, jeder, der gegen ihn verstößt, muss scheitern. Wer bereit ist, für seine Interessen zu streiten, kann weder das realisieren, wonach er strebt, noch kann er einen Streit beginnen. Wenn er einen anderen Menschen wegdrängen will, wird er nur zurück zu seinem eigenen Platz geführt, wenn er versucht, einen anderen zu etwas zu zwingen, so entschlüpft dieser ihm, sodass er nur mit leeren Armen weiterstolpert. Seine Kraft schlägt zurück auf ihn selbst, und er wird jedes Mal zum Ausgangspunkt zurückgeführt.

Wenn Aikido nicht genau auf diese Weise wirken würde, würde es zu Streit und Uneinigkeit ermuntern, anstatt dazu zu führen, dass diese abgeschafft werden. Die Harmonie, die nicht alle einschließt, zeigt früher oder später, dass sie keinen einschließt. Die Streit suchen, befinden sich in einem Zustand von Verwirrung, von Fehlauffassung. Aber sie können weder auf den richtigen Weg geführt werden, indem man sie unterwirft, noch indem man ihnen ihren verwirrten Willen lässt. Die Harmonie

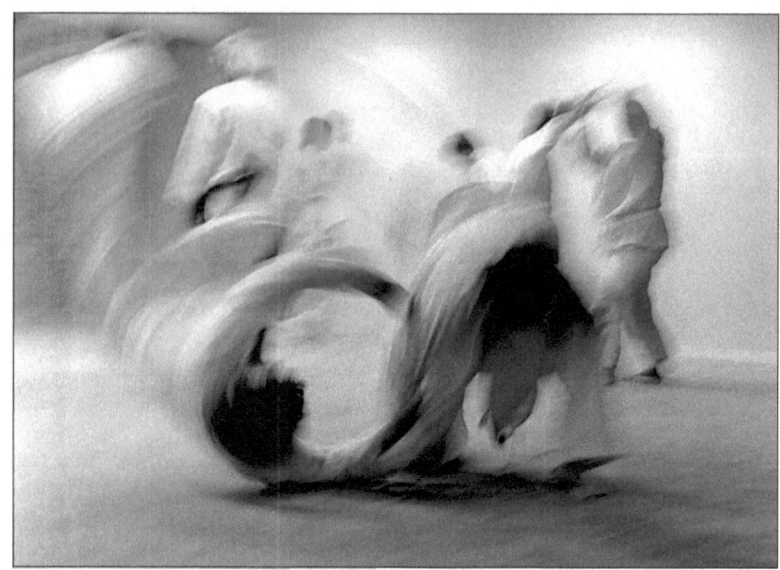

Ukemi in Brandbergen, ca. 1984.

des Aikido soll so schön sein, dass es sie auf den rechten Kurs führt, dass es ihre Augen aufgrund seiner Selbstverständlichkeit öffnet. Dann ist der Friede nicht nur ein Moment unruhigen Wartens zwischen einem Krieg und dem nächsten, sondern eine Majestät, die weder zur Herausforderung einlädt noch von irgendeinem Heerführer gestürzt wird.

Für Morihei Ueshiba war diese großartige Harmonie so zentral und so wunderbar, dass er sie im Alter immer öfter mit einem gleichlautenden Wort der japanischen Sprache verglich: *Ai* kann man mit einem anderen Zeichen schreiben, und da bedeutet es Liebe. Die Harmonie in Aikido soll so universell, so innerlich sein, dass sie in Liebe aufgeht.

Dreieck, Kreis und Quadrat

Drei der wiederkehrenden Symbole für Aikido sind die drei geometrischen Figuren Dreieck, Kreis und Quadrat. Diese lassen sich auf mehreren verschiedenen Ebenen erklären. Teils sind sie Bilder dafür, wie Aikido ausgeführt werden sollte, teils sind sie mit der östlichen Philosophie verknüpft.

Das Dreieck repräsentiert die Grundposition *Hanmi Gamae*, in der die Füße und der Körper in ihren Richtungen eine trianguläre Form andeuten. Ebenso, auf einer höheren Ebene, zeigt das Dreieck, wie man dem angreifenden Partner begegnet – mit einem Schritt nach vorne. Wenn der Partner die Grundlinie des Dreiecks ist, so ist der erste Schritt eine der Seiten des Dreiecks. Also niemals gegen die Kraft, sondern neben sie.

Der Kreis zeigt, wie man Aikidotechniken ausführt – in gerundeten Formen um das Zentrum des Partners sowie um das eigene Zentrum herum. Jeder Kreis hat, wie Osensei betonte, ein Zentrum. Deshalb ist der Kreis ein Symbol sowohl für die kreisförmigen Bewegungen des Aikido als auch für das Zentrum des Körpers, der Mittelpunkt für alle Bewegungen sein muss. Vielleicht wäre es noch richtiger, die Ellipse als Symbol dafür zu verwenden. Teils hat sie eine Krümmung, die besser zu den Bewegungen des Aikido passt als die des Kreises, und teils hat sie zwei Brennpunkte, zwei Zentren – das eigene und das des Partners.

Das Quadrat steht für Entschlossenheit und Kraft, wie etwa in der Festhalteposition, mit der die meisten Aikidotechniken abgeschlossen werden, oder dem Wurf, der den Partner auf eine ganz andere Bahn schickt, als dieser geplant hatte. Das Quadrat ist die Schwere und Festigkeit, die man bekommt, wenn man sich auf sein Zentrum konzentriert. Man kann auch sagen, dass man erst mit dem Prinzip des Quadrats Kontakt zu seinem Partner bekommt. Sowohl das Dreieck als auch der Kreis sind ihrer Natur nach ausweichend, aber mit dem Quadrat kommt eine Begegnung zustande. Ohne eine solche wäre Aikido nichts als ein vorübergehender Windhauch, ein Nebel, der an und für sich jeden Angriff aussichtslos machen würde, der jedoch niemandens Entwicklung vorwärtsbringen könnte.

Morihei Ueshiba sprach auch von der Vereinigung der drei Symbole in einem einzigen, sodass sie zusammen gezeichnet werden, zum Beispiel mit dem Dreieck im Kreis im Quadrat. Er sagte:

„Wenn das Dreieck, der Kreis und das Quadrat eins werden, bewegen sie sich in sphärischer Rotation zusammen mit dem *Ki*-Fluss, und es entsteht das Aikido, das die Klarheit der Sinne und des Körpers ist (*Sumi-Kiri*)."

Nicht nur innerhalb des Aikido sind diese drei geometrischen Figuren bedeutungstragende Symbole. Im Zen kommen sie auch vor, ebenso im Taoismus und in vielen anderen Bereichen. So ist der Kreis gewöhnlich ein Bild für das All – oder für das Nichts. Das Quadrat steht für das Weltliche, die Materie, wie die Bausteine in Häusern und Mauern. Das Dreieck repräsentiert oft göttliche Prinzipien, auch in der Dreifaltigkeit des Christentums.

Tanden – das Zentrum des Körpers

Die Techniken des Aikido sind nicht nur auf den ersten Blick wie ein Labyrinth. Die Arme gehen dahin, die Beine gehen dorthin, die Hände werden abgewinkelt und der Körper wird in die eine oder andere Richtung gedreht. Allein den eigenen Körper im richtigen Bewegungsschema zu steuern, kann ebenso unmöglich erscheinen wie das vertrackteste *Koan*. Wenn es dann darum geht, einen anderen Menschen in diesen Bahnen zu steuern, oder mehrere Angreifer auf einmal – da liegt es nahe, seufzend den Kopf zu schütteln. Da ist doch wohl zu viel im Zaum zu halten?

Ja, so ist es. Wenn der Mensch eine Art Maschine wäre, in die jedes Können, das er sich aneignen will, einprogrammiert werden müsste, wäre Aikido schnell eine viel zu große Herausforderung. Aber der Mensch ist keine Maschine, und Aikido ist nicht irgendein beliebiges Muster von eigenartigen Bewegungen. Aikido ist Natürlichkeit, und der Mensch hat seit seiner Entstehung eine feste Wurzel im Natürlichen.

Wir brauchen also nur empfänglich für unsere innere Stimme, unsere innere Gewissheit zu sein, um die Bewegungen des Aikido sofort so selbstverständlich ausführen zu können, als wären wir selbst es gewesen, die sie erfunden haben. Wenn wir diesen Instinkt für das, was richtig ist, nicht fühlen können, wenn dieser innere Kompass niemals irgendeinen Ausschlag unter dem Aikidotraining gibt – dann sind wir von Anfang an auf der falschen Spur, und kein Fleiß, keine Anstrengung der Welt können das kompensieren.

Die Wurzel des Menschen im Natürlichen, sein innerer Kompass und untrüglicher Fühler, ist sein Zentrum. Das heißt auf Japanisch *Tanden* (chinesisch: *Dantien*) oder *Seika No Itten*, und befindet sich mitten im Körper, im Bauch, ungefähr drei Fingerbreit unter dem Nabel. Derselbe Punkt ist auch der Schwerpunkt des Körpers. In der indischen Mystik spricht man

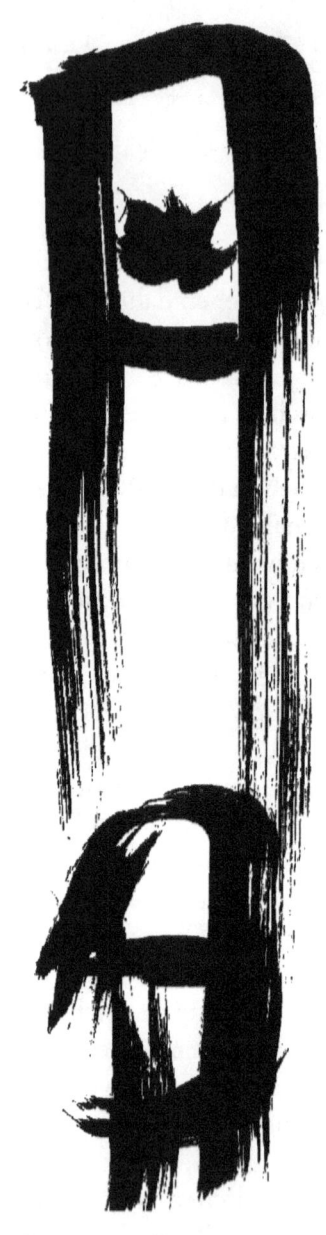

Tanden. Kalligraphie des Autors.

von sieben Chakras, Energiepunkten im menschlichen Körper –
vom Geschlecht hinauf bis zur Spitze des Schädels. Chakra bedeutet eigentlich „Rad" und jedes von ihnen steht für seine spezielle Eigenschaft. *Tanden* ist der zweite Punkt von unten in diesem Schema und wird in Indien *Svadhishthana* genannt.

Das Schriftzeichen für *Tanden* bedeutet teils Zinnoberrot
und teils Reisfeld, also das zinnoberrote Reisfeld. Da Reis in je-
nem Teil der Welt das wichtigste Nahrungsmittel ist, steht er an
sich schon für Lebensenergie, ein ganzes Feld davon ist also un-
gleich mehr Energie, und wenn es rot ist, so als ob es glühte – wie
der funkelnde rote Kristall Zinnober – wird es ein Ausdruck für
eine gewaltige Menge Lebenskraft. Das Zentrum für diese Kraft
ist ein Punkt einige Zentimeter unter dem Nabel, im Körper. Der
Punkt wird auch *Ki Kai Tanden* genannt, ein „Meer von *Ki*" in
diesem zinnoberroten Reisfeld, oder *Seika No Itten*, was „der einzige Punkt" bedeutet. Im Deutschen können wir am einfachsten
von „Zentrum" sprechen. Dieses Zentrum ist für den Anfänger
ebenso schwer vorzustellen wie wahrzunehmen. Deshalb ist es
von äußerster Wichtigkeit für den Übenden, dass er von Anfang
an versucht, sein *Ki* und die Wahrnehmung seines Zentrums zu
stimulieren – die beiden führen zueinander. *Tanden* ist das Meer
von *Ki*, die unerschöpfliche Quelle der Lebensenergie und das
„Mundstück", zu und von dem *Ki* zu fließen tendiert. Je mehr
man sich auf sein *Ki* konzentriert, desto deutlicher nimmt man
sein Zentrum wahr, und je mehr man sich auf sein Zentrum konzentriert, desto stärker wird der *Ki*-Fluss.

Im Aikido ist dieses Zentrum in erster Linie teils der Ausgangspunkt für Gleichgewicht und Standfestigkeit sowie der
Schwerpunkt des Körpers, teils die Quelle, durch die das meiste
Ki fließt. Wenn man sich auf sein Zentrum konzentriert, so wird
man standfest, die Bewegungen werden kraftvoll und unbeirrbar,
und das *Ki* fließt. Das kommt natürlich mit der Zeit. Alle Bewegungen im Aikido haben ihren Ausgangspunkt im *Tanden* und
führen in Bögen und Spiralen dorthin zurück. Am deutlichsten
zeigt sich das im Schwerthieb.

Das japanische Schwert, *Katana*, wird mit beiden Händen
gegriffen. In der Grundposition hält man das Schwert ungefähr

eine Faust breit vor seinem Zentrum, die Schwertspitze zeigt zum Auge des Partners (genau gesagt zum linken Auge). Der Winkel ist nicht so besonders steil, weil das Schwert nach oben gebogen ist und der Partner sich in einem größeren Abstand befindet als im waffenlosen Training. Wenn man dann zuschlägt, hebt man das Schwert in einem Bogen über den Kopf – ausgehend vom Zentrum. Beim Zug nach oben atmet man ins Zentrum ein, beim Schlag atmet man von dort aus.

Es ist selten so deutlich wie im Schwertschlag, aber alle Bewegungen im Aikido haben denselben Verlauf – vom Zentrum in einem Bogen zurück dazu. Wenn man in seiner Bewegung diese Verbindung mit seinem Zentrum verliert, wird die Technik schwach und unsicher, meist völlig missglückt. *Tanden* ist auf diese Weise wie eine Richtschnur, ein ständig gegenwärtiges Fazit für die Aikidotechniken. Später wird *Tanden* viel mehr als das.

Es scheint so zu sein, dass man in der Psychiatrie teilweise darüber spricht, sich zu zentrieren, sein Zentrum wiederzufinden. Da zielt man auf die Verwirrtheit, von der wir erfasst werden können, weil das Dasein unleugbar viel größer und viel komplizierter ist, als wir es manchmal bewältigen können. Menschen mit Sinnesverwirrung verlieren das Gefühl von Verwurzeltsein, von Festigkeit, das ihnen die Chance geben würde, sich nach emotionellen Stürmen zu erholen. Sie müssen lernen, sich sozusagen in sich selbst niederzulassen, allen mentalen Wirrwarr fortzuschälen, bis sie zu einem reinen und festen Erlebnis davon gelangen, wer sie im Grunde eigentlich sind. Wir müssen alle Zerstreuungen abschütteln können und entdecken, dass wir wir selbst bleiben, durch emotionelle Unwetter und die peitschenden Winde der Veränderung hindurch.

Das Zentrum des Menschen im asiatischen Denken ist ungefähr dasselbe. Im Kern meines Wesens selbst gibt es keinen Zweifel – es gibt mich und ich bleibe, durch alle Abenteuer und Umwälzungen hindurch. Im Unterschied zur Psychiatrie ist dieses Zentrum jedoch nicht nur eine mentale Therapie oder Konzentrationsübung. *Tanden* ist im höchsten Grad konkret – ein Punkt im Bauch, so zuverlässig wie der Schlag des Herzens in der Brust. Für Asiaten ist dieses Zentrum reine Wirklichkeit.

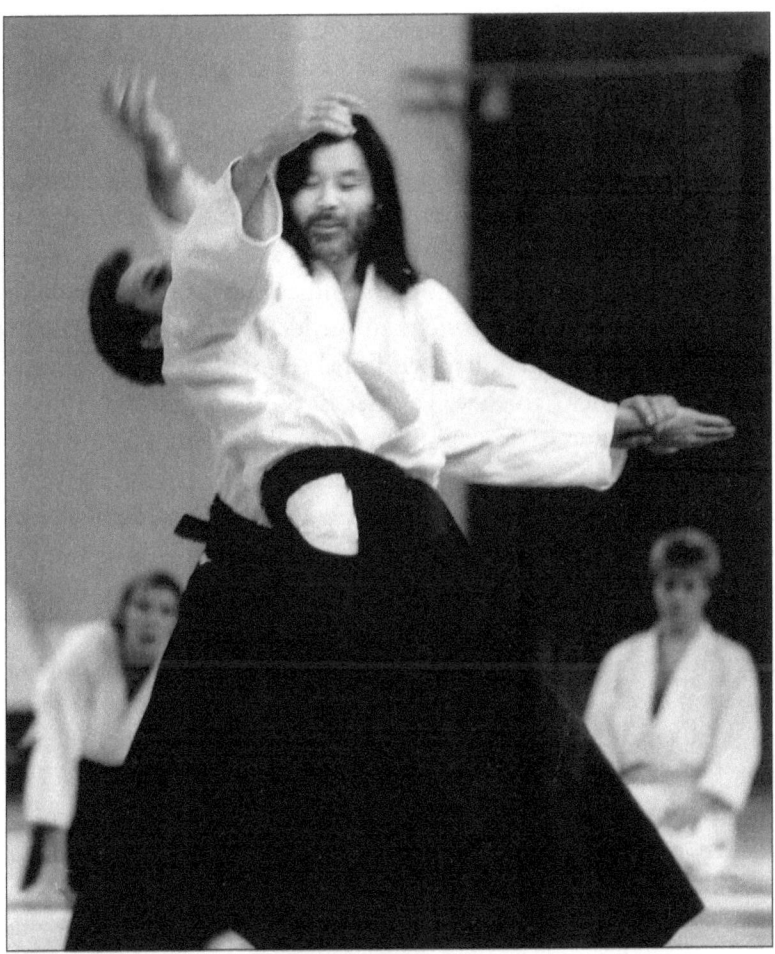

Seiichi Sugano. Foto: Magnus Hartman.

Beobachten Sie kleine Kinder, die gerade das Gehen gelernt haben. Sie schieben den Bauch nach vorne wie Sumo-Ringer und machen ihre Schritte mit derselben Schwere, derselben Konzentration auf ihr Zentrum. Es passiert gewiss, dass Menschen, wenn sie älter werden, den Kontakt zu ihrem Zentrum verlieren. Der unmittelbare Effekt ist schlechtes Gleichgewicht und Schwäche in den Bewegungen. Leider leben viele ihr ganzes Leben auf diese Weise. Wenn man sich darin übt, sein Zentrum im Bauch wahrzunehmen und sich darauf zu verlassen, was man auch tut, wächst die Gewissheit um das eigene Wesen. Man gewinnt den Kontakt

Die friedliche Kampfkunst

zu sich selbst zurück, die Sicherheit darin, sowohl zu wissen, dass es einen gibt, als auch, sich besser und besser kennenzulernen. Der Weg zur Selbsterkenntnis geht durch *Tanden*.

Im Aikidotraining konzentriert man sich ständig auf sein Zentrum, sodass es mehr und mehr der Initiator und Motor der Bewegungen wird. Diese physische Übung von *Tanden* bekommt auch eine psychische Entsprechung. Man schlägt sozusagen Wurzeln im Dasein und läuft immer weniger Gefahr, das physische oder psychische Gleichgewicht zu verlieren. Es geschieht durch das Zentrum, dass man heil wird und ein Selbstgefühl gewinnt, welches sich nicht auf Erfolge oder Eroberungen stützt. Dieses Selbstgefühl besteht ganz einfach darin, geradeheraus und aufrichtig zu konstatieren: Ich bin, der ich bin.

Wenn ich gezwungen wäre, einen Faktor, ein Element aus dem Aikido zu wählen, welches am wichtigsten ist – wäre das ohne Zweifel *Tanden*, das innere Zentrum des Menschen. Es gibt im ganzen Aikido nichts Wichtigeres. Im Training mit dem Partner sind es also im Wesentlichen zwei *Tanden*, die zusammenarbeiten und durch die Prinzipien des Aikido zu harmonischem Ausdruck geführt werden sollen. Weshalb die wichtigste Aufgabe der Trainierenden sein muss, gegenseitig das Zentrum des anderen zu stimulieren und einander zu helfen, das eigene Zentrum zu finden, zu erfahren und diesem dann immer mehr Ausdruck zu verleihen.

Aiki – Rhythmus und Richtung

Es wird von einem alten Samurai im alten Japan berichtet, der fühlte, dass seine Zeit gekommen war. Deshalb wollte er ein letztes Mal seine Söhne prüfen und sehen, wie es um deren Reife und Fertigkeiten im Bushido, dem Weg des Kriegers, bestellt war.

Über der Schiebetür zu seinem Zimmer platzierte er ein kleines Kissen, sodass es fallen würde, wenn man die Tür öffnete, und rief dann seinen jüngsten Sohn herein. Als der Sohn in den Raum trat, fiel das Kissen und traf ihn an der Schulter. Aber bevor es den Boden erreichte, hatte der Junge sein Schwert gezogen und das Kissen mit einem hochmütigen Kampfschrei in der Mitte zerteilt.

„Pfui!", rief der Vater aus und setzte mit scharfer Stimme fort: „Mein Sohn, du hast nichts von Bushido verstanden. Du musst viel, viel mehr trainieren!"

Nachdem er den betrübten Sohn des weiteren zurechtgewiesen und ihm Anweisungen gegeben hatte, wie er sein Training in der Kunst der Samurai fortsetzen solle, schickte der Vater ihn hinaus und setzte ein neues Kissen über seine Tür. Er rief nach dem zweitjüngsten seiner drei Söhne.

Auch dieses Mal fiel das Kissen, aber bevor es den Jüngling traf, machte der einen raschen Schritt zur Seite, zog sein Schwert und schlug es entzwei.

„Mein Sohn", sagte der Vater mit ernster Stimme, „du übst unsere Kunst fleißig, aber das ist nicht genug. Du hast noch viel zu lernen und musst viel mehr trainieren."

Sobald der Sohn ihn verlassen hatte, machte er dieselbe Sache mit einem dritten Kissen und rief nach seinem ältesten Sohn.

Der junge Mann wollte gerade die Tür zu seines Vaters Zimmer öffnen, als er in der Bewegung innehielt. Stattdessen glitt er mit der Hand nach oben und griff vorsichtig nach dem Kissen, bevor es sich auch nur von seinem unsicheren Platz bewegen

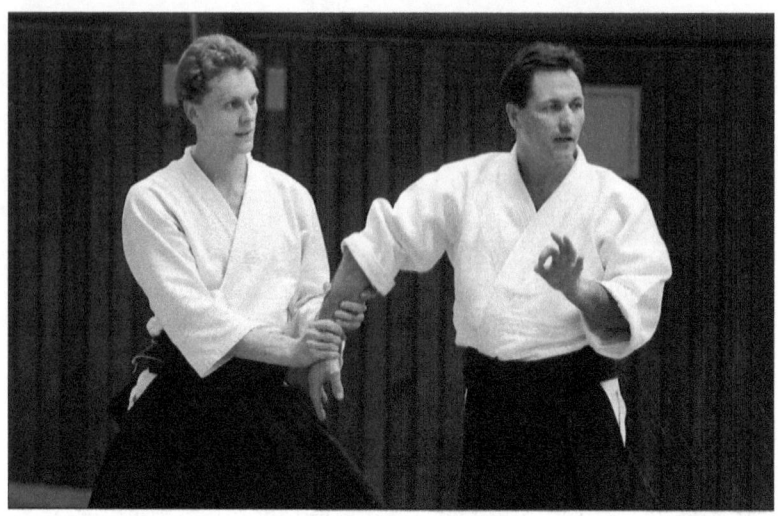

Christian Tissier. Foto: Magnus Hartman.

konnte. Dann öffnete er die Tür, ging hinein und legte das Kissen erneut an denselben Platz.

„Mein Sohn, mein Sohn – du hast wahrhaftig den Weg der Krieger gelernt! Ich kann mit Stolz sagen, dass du mich nicht mehr brauchst", sagte der Vater und lächelte warm. „Ich bitte dich, dich um deine Brüder zu kümmern und sie in ihrem fortgesetzten Streben recht zu leiten."

Eine der Inspirationsquellen, die Morihei Ueshiba am nächsten lagen, war die alte Kampfkunst *Daito Ryu Aikijutsu*. Das Wort *Jutsu* bedeutet Technik, Kunst oder Fertigkeit und betont also die praktische, funktionelle Seite einer Kampfkunst. In Schweden ist zum Beispiel Ju-Jutsu bekannt und hat ungefähr dieselbe Bedeutung. *Aikijutsu* ist eine Strategie, um im Nahkampf zu gewinnen, von Samurais in Jahrhunderten geübt. In Japan gibt es viele hundert verschiedene *Jutsu*, die von ausgewählten Samurais über Generationen hinweg weiter geführt wurden und so restriktiv wie derb trainiert wurden.

In dem Zusammenhang ist der Begriff *Aiki* nicht genau der Charakter eines geistigen Wegs, sondern eine praktische Vorgehensweise, um aus einem Kampf siegreich hervorzugehen. Man vereint sein *Ki* mit dem des Partners, um über ihn zu siegen. Wenn auch das Ziel im Vergleich mit dem des Aikido dürftig ist,

Aikido

so muss man doch konstatieren, dass die Strategie, die aus der traditionellen Bedeutung von *Aiki* hervorgeht, dennoch glänzend ist. Es ist im Grunde eine Frage des Rhythmus:

Grundlegende Selbstverteidigung pflegt in einer Art Zweitakt zu geschehen. Zuerst wird der Angriff des Partners blockiert oder pariert, dann wird er beantwortet. Eins, zwei. Das Problem dabei ist, dass der Partner gute Chancen hat, den Konter zu blockieren und dann seinerseits erneut anzugreifen. Wenn die Kontrahenten ebenbürtig sind, wird es womöglich ein unendliches Match, wie im Tennis – der Ball fliegt vor und zurück über das Netz, bis der eine ihn verfehlt oder der andere eine richtige Perle zum Smash verwandelt. In der Kampfkunst, die schon bei dem ersten auf diese Weise „gewonnenen Ball" ein fatales Ende nimmt, sind solche Gewinnchancen nicht gut genug.

Man versucht vielleicht, die Lage zu verbessern, indem man so schnell kontert, wie es nur möglich ist. Der Zweitakt geht über zum Vorteil für die Schnelligkeit, wie bei einem Doppelschlag auf der Wirbeltrommel: ta-tam. Wird das geschickt gemacht, so hat der Partner keine Möglichkeit, sich zu schützen, sein Angriff hat ihn hilflos entblößt. Schon da ist also der Angriff die schlechteste Verteidigung, und dieser Rhythmus ist der unvergleichlich verbreitetste in allen östlichen Kampfkünsten. Sie entwickelten Blockierungen und Paraden, die es möglich machten, am schnellsten zu kontern. Ta-tam.

Das ist jedoch nicht genug, und das ist nicht *Aiki*, keine Vereinigung der Energie der Kontrahenten. Damit eine solche stattfinden kann, muss alles gleichzeitig passieren, beim ersten Schlag im Takt. *Aiki* impliziert, dass beide Kämpfer gemeinsam handeln. Die Samurais, mit ihren rasierklingenscharfen Schwertklingen, durften sich auf nichts anderes verlassen.

Eine einfache Übung, Schwert gegen Schwert, wiederholte Morihei Ueshiba sein ganzes Leben lang. Die beiden Schwertkämpfer führen genau gleichzeitig einen Schlag gegen den Kopf des anderen aus – aber wo der eine geradeaus geht, bewegt sich der andere schräg nach vorne, sodass der Hieb des Partners fehlgeht, sein eigener hingegen trifft. Er bewegt sich sozusagen weg vom Zug, aber schlägt ihn von der Seite. Wie das meiste in diesem Buch ist das bedeutend leichter zu beschreiben als korrekt auszuführen. Die Schwierigkeit liegt natürlich vor allem in dem, was wir Timing nennen: Man muss es schaffen, gleichzeitig mit dem angreifenden Partner für seinen Hieb zu ziehen, und man muss in dem Augenblick zur Seite gleiten, da der Partner die Richtung seines Anfalls nicht länger ändern kann.

Das kann nicht mit angespannter Wachsamkeit zustandekommen, im Gegenteil sind Entspanntheit und eine bestimmte Art Feinfühligkeit nötig. Man muss sich selbst zugunsten des Partners vergessen, man reagiert fast wie er auf die Impulse seines Willens, man ruht sozusagen in dessen Zentrum. Wenn er da den Impuls zu seiner Angriffsbewegung gibt, gibt er automatisch den Impuls für die Bewegung seines Kontrahenten. Sie finden zur selben Zeit statt.

Das wird durch Entspannung erreicht, dadurch, dass man den Angriff voraussetzungslos abwartet. Dann ist der gewinnende Schritt aus dem einfachen Grund möglich, dass der Angegriffene immer eine Sache weiß: worauf der Angreifer abzielt. Ein Angriff wird von dem Faktum begrenzt, dass er eine ganz bestimmte Richtung hat – auf den anderen zu. In *Aiki* ist dieses Wissen mehr als genug, man muss nicht Bescheid wissen, welche Art Angriff das wird oder wie hart und stark er sein kann. Man geht aus dem Weg und weiß schon vor diesem Schritt, wo der Partner sich befinden muss, wenn er seinen Angriff gemacht hat. Da man weiß, woher er kommt und wohin er sich begibt, kann man voraussehen, wo er sich nach seinem Angriff befindet, und diesen Punkt ins Auge fassen anstatt der Position, von der er ausgeht. Und daher wird, wenn beide Hiebe gleichzeitig fallen, der eine verfehlen und der andere treffen.

Das ist der Grund von *Aiki*: Der Rhythmus, das heißt, dass alles auf den ersten Schlag im Takt geschieht, und die Veränderung der Position, die bewirkt, dass der Angreifer verfehlt und der Angegriffene trifft. Die angenehme Lektion in dieser Strategie ist, dass der Angreifer dadurch verwundbar wird, dass er es wählt, anzugreifen. Wenn er selbst abwarten könnte, so würde er zweifelsohne auch den großen Vorteil von *Aiki* genießen. Nur wer angreift, ist verwundbar für *Aiki*. Am besten ist es also, nie-

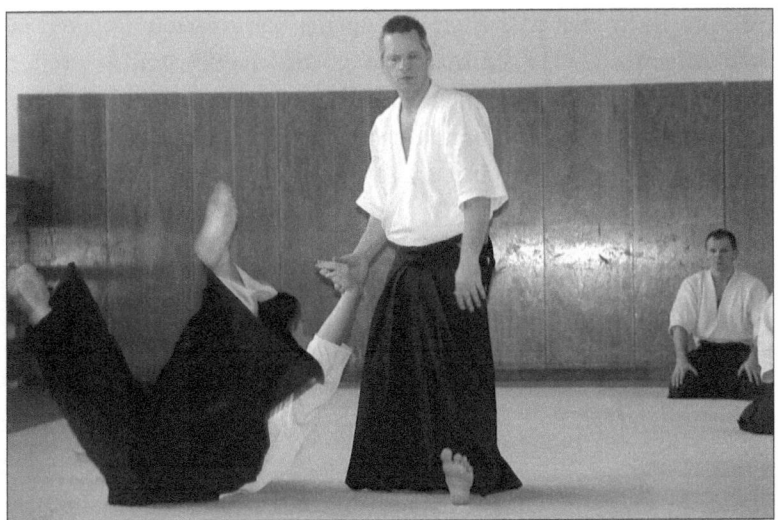

Der Autor während eines Seminars in Pardubice, Tschechien. Foto: Leos Matousek.

mals anzugreifen. Deshalb ist *Aiki* nicht nur die schlauste aller Strategien, sondern auch die ethischste.

Aber wenn *Aiki* bei solchen strategischen Schlauheiten stehen bleibt, wird Aikido kaum mehr als ein, wenn auch noch so spitzfindiges, Selbstverteidigungssystem. Es gibt verflixterweise genauso einen Gewinner und einen Verlierer, was unweigerlich zu neuen Kontroversen führt. Wenn ein Angriff eingeleitet wird, kann man das so beschreiben, dass der Äther der Intention, den wir *Ki* nennen, eine Richtung bekommt, die die Bahn darstellt, welche der Angriff dann nimmt. Dieser Fluss von Intention ist die eigentliche Substanz des Angriffs, während die Technik und die Körperbewegung, welche folgen, sekundär sind – sowohl in der Zeit als auch in der Bedeutung. Wenn der Intention getrotzt, wenn sie gebrochen wird, wenn dieser Fluss aufgehalten wird, kann der Konflikt nicht anders als weiterbestehen, auch wenn der Angreifer im Grunde besiegt wird. Das *Aiki* des Aikido ist stattdessen, dass der Verteidiger sein *Ki*, seine Intention, gemeinsame Sache mit der des Angreifers machen lässt. Sie sollen dieselbe Richtung haben, einander wie Spielkameraden folgen, zu einem natürlichen Ende der Bewegung, deren Aussehen aus dieser Gemeinsamkeit geboren und durch sie geformt wird. Sanfte und

Die friedliche Kampfkunst

elegante Techniken entstehen mit eigener Selbstverständlichkeit in dem Augenblick, da die Intentionen und Kräfte von Angreifer und Verteidiger beginnen, in dieselbe Richtung zu gehen. Man soll also die ganze Zeit darauf achten, dass die Aikidotechnik mit der Angriffsbewegung läuft anstatt gegen sie – den ganzen Weg die Technik hindurch.

Kiai – Kraft sammeln

Es war Verkaufstag auf dem Marktplatz in der Stadt und unter allen Ständen und Verkäufern hatte man eine besondere Attraktion eingerichtet. Man hatte eine kleine Meerkatze an einen Pfahl gekettet, und wer seine Geschicklichkeit erproben wollte, sollte einen Speer auf den Affen werfen. Die Kette, die die Meerkatze an ihrem Platz festhielt, war so lang, dass der Affe frei um den Pfahl laufen konnte. Und jedes Mal, wenn jemand den Speer schwang, schlüpfte er schnell herum zur Rückseite des Pfahls und entging der Speerspitze. Es spielte keine Rolle, wie schnell der Speer geschleudert wurde oder wie lange der Werfer zielte, bevor er ihn loswarf. Der Affe konnte sich immer hinter dem Pfahl in Sicherheit bringen.

Immer mehr Menschen sammelten sich, um die Schnelligkeit der Meerkatze zu bewundern und laut über das Misslingen der anmaßenden Menschen zu lachen. Die Stunden gingen dahin, einer nach dem anderen versuchte es, aber der Affe behielt seine heile Haut. Auch ein junger Schüler des berühmten Lanzenmeisters Jubei Taneda machte einen Versuch, mit ebenso schlechtem Resultat.

Der Jüngling berichtete seinem Meister von der Prüfung, und am nächsten Tag folgte Taneda ihm zum Markt. Der stattliche Samurai hob den Speer und richtete seinen Blick fest auf den Affen. Da wurde dieser plötzlich wie gelähmt, gab einen Schrei von sich und ging zu Boden, ohne dass Taneda seinen Speer geschleudert hätte. Der Samurai hatte einen lautlosen *Kiai* angewendet, und auf diese Weise eine solche Kraft gezeigt, dass der Affe betäubt worden war.

Kiai kommt in allen Budoarten vor. Meistens zeigt er sich mit einem Laut – einem kräftigen Schrei im Augenblick der Ausführung der Technik. Aber *Kiai* ist keinesfalls der Schrei selbst, sondern die Kraftansammlung, für die der Schrei ein Zeichen ist.

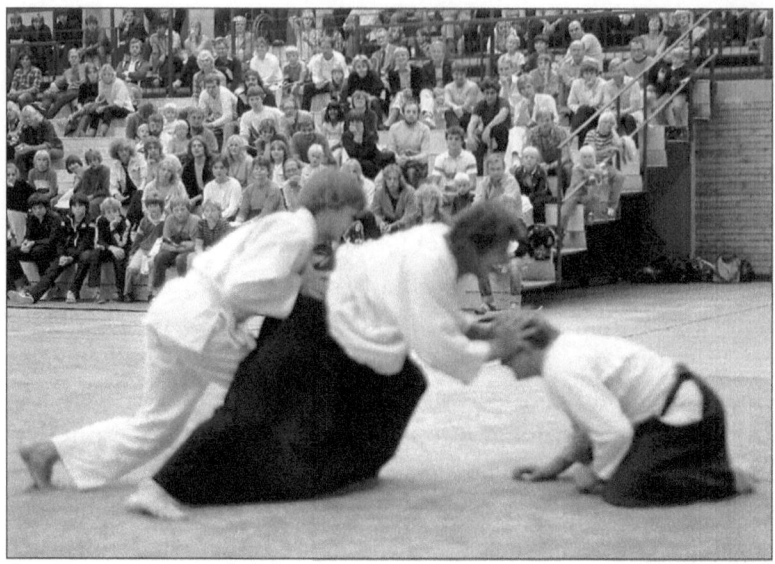

Jan Hermansson (rechts) bei einer Demonstration in Haninge, Schweden, 1982.

Ein lautloser *Kiai* ist deshalb auch ein *Kiai*, wenn er auch schwerer zu beherrschen ist.

Die zwei Wörter, aus denen *Kiai* zusammengesetzt ist, sind dieselben wie in *Aiki*. Die umgedrehte Ordnung ist wesentlich, sie weist auf eine andere Zielsetzung, eine andere Einstellung hin. In *Aiki* ist es *Ki*, das zur Harmonie führen soll, im *Kiai* soll hingegen stattdessen die Harmonie zum *Ki* führen. *Kiai* bedeutet, die Lebensenergie *Ki* in eine Richtung zu bündeln, für einen Zweck. Man konzentriert sich voll und ganz auf das, was man ausführen soll, und lässt alle seine inneren Ressourcen zusammengehen, um dieses Ziel zu erreichen. *Kiai* ist, all seine Kraft und sein Vermögen in einem Augenblick und einer Bewegung zu versammeln. Alles *Ki* eines Menschen strahlt zusammen und bekommt eine exakte Richtung, so wie in einem Laser der Rubin das Licht in einer schmalen, geraden Linie ausrichtet. Genau wie der Laser, so meinen die Asiaten, kann diese Ansammlung einen überwältigenden Effekt erzielen. Die Bewegung wird unwiderstehlich, die Schärfe von Wille und Technik wird so überwältigend, dass der Erfolg erreicht ist, bevor etwas geschehen ist.

Aikido

Das ist im Westen nicht unbekannt. Der Gewichtheber brüllt, wenn er die gewaltigen Gewichte hochheben soll, der Ringer, wenn er seinen Gegner zu Boden werfen will. Der Schrei ist eine allgemein bekannte Methode, um extra Kraft zu gewinnen, um Schmerzen zu ertragen oder um andere Menschen zum Gehorchen zu bringen oder sie aufzuhalten. Mark Twain witzelte darüber, als er berichtete, wie seine stolzen Vorväter immer singend in den Kampf zogen, wenn sie im letzten Glied waren, und wie sie schreiend aus dem ersten Glied davonliefen.

Nun, dieser Schrei ist das äußere Zeichen dafür, dass man seine Kraft sammelt und sie fließen lässt. Wenn man nicht schreien würde, so könnte es leicht pasieren, dass die Kehle und die Atmung den Ansturm von Kraft aufhielten und man seine Kraft ersticken würde. Wenn man wirklich anpacken muss, ist es natürlich, die Kehle zu öffnen und den Laut kommen zu lassen. Im Budo wird dieser Schrei trainiert, sodass er ungehindert kommt und dem Trainierenden dabei hilft, seine inneren Kräfte aufs Äußerste zu mobilisieren.

Wir wissen aus der medizinischen Wissenschaft, dass das Adrenalin die Methode des Körpers ist, die äußersten Reserven des Körpers zu sammeln. *Kiai* ist eine Methode, das Adrenalin zu stimulieren, augenblicklich die eigenen Ressourcen zu steigern, sodass diese das übertreffen, was man normalerweise schaffen kann.

Natürlich soll der Schrei aus dem Bauch kommen, aus dem Ozean an *Ki*, und viel mehr sein als nur ein Laut. Das Volumen ist keinesfalls das Primäre. Wenn man sich zu sehr anstrengt, um ein tierisches Gebrüll zustandezubringen, stockt die Kraft in der Kehle und findet nicht zu der Bewegung, auf die Kraft abzielte. Der Laut ist einfach das unabsichtliche Resultat der Kraftansammlung, und nicht andersherum. Wenn man *Kiai* übt, geht es also nicht darum, den Schrei selbst zu trainieren, sondern die Ansammlung von Kraft – um augenblicklich seine Energie mobilisieren und sie nach vorne schicken zu können.

Kiai wird eine reinigende, selbstreinigende Übung. Wenn man all sein *Ki* in einem einzigen Augenblick und einer Bewegung verausgabt hat, wird man wie leer. Knoten lösen sich,

Die friedliche Kampfkunst

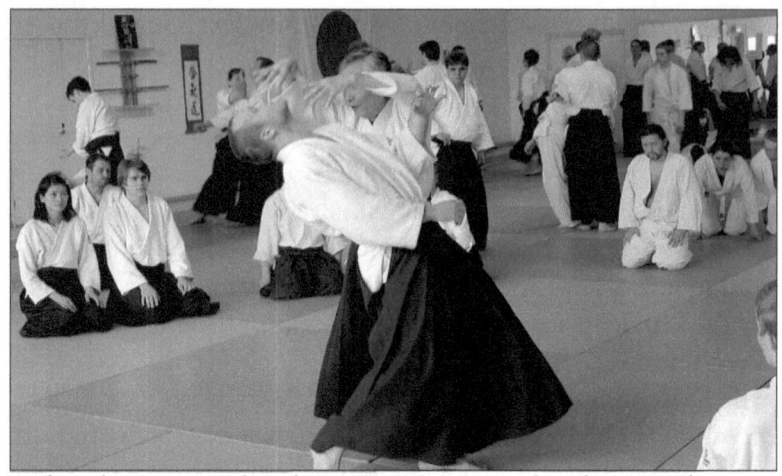

Nobuyoshi Tamura während eines Seminars in Enighet, dem Dojo des Autors in Malmö, Schweden. Foto: Paul Ericsson.

Zerstreuungen hören auf, die Sinne festzuhalten, und man steht voraussetzungslos da, gesammelt und bereit für das, worauf man seine Aufmerksamkeit richtet.

Man kann sagen, dass es drei verschiedene Augenblicke für den *Kiai* gibt, mit drei in gewisser Weise unterschiedlichen Zielen: vor der Bewegung, während der Bewegung, am Ende der Bewegung. Ein *Kiai* vor der Bewegung, wie ihn der Samurai lautlos von sich gab, statt den Speer auf die Meerkatze zu schleudern, dient teils dazu, den eigenen Sinn zu erhöhen und zu reinigen, teils dazu, den Partner aus dem Gleichgewicht zu bringen. Er ist eine glänzende Methode, um zu markieren: „Hier bin ich!", sodass man selbst Stolz und Vermögen darin findet und der Partner im selben Grad erschreckt wird, sich duckt.

Kiai während der Bewegung macht diese kraftvoll und scharf, sodass sie ihr Ziel erreicht und nicht schwankt oder vom Partner weggeschlagen wird. Das Gefühl in diesem *Kiai* ist unwiderruflich und unausweichlich. Mit einer solchen Überzeugung wird es schwer für den Gegner, auszuweichen, und genauso schwer, sich zu wehren.

Am Ende der Bewegung ist *Kiai* eine Art, die Vollendung zu markieren, genau in diesem endgültigen Augenblick wie eine Explosion von Kraft und Konzentration zu sein. Ein solcher *Kiai*

Aikido

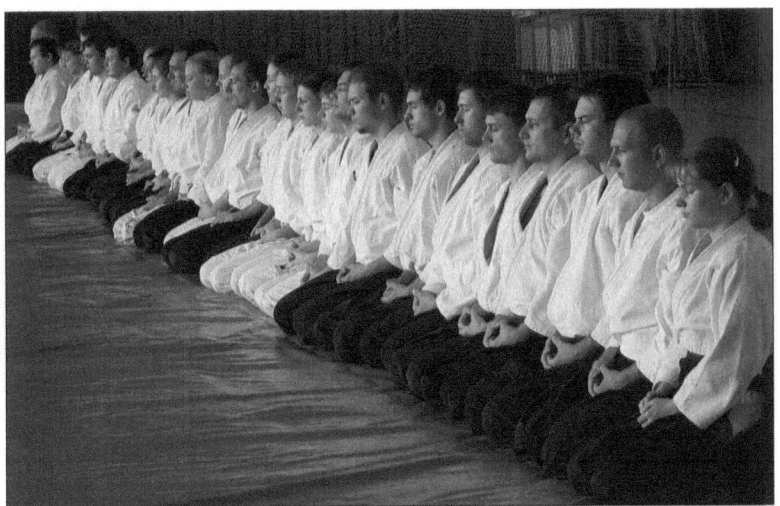

Seminar in Plzen, Tschechien. Foto: Antonín Knízek.

lässt keinen Zweifel daran aufkommen, dass der Kampf vorbei ist, dass das Erzielte erreicht ist und nicht ungetan werden kann. Es ist so, wie wenn Beschluss und Handlung eins geworden sind.

Im Karatedo wird oft die dritte Sorte von *Kiai* angewendet, zum Beispiel wenn die ungeschützte Hand ihr Ziel trifft, um sie zu stärken und zu verhindern, dass sie verletzt wird. Die Schwertkunst Kendo hat einen *Kiai*, der durch alle drei Zeitpunkte läuft, von der ersten Angriffsbewegung und lang über den Treffer hinaus, wie ein Unterstreichen der Technik und des Unvermeidlichen von deren ganzem Verlauf, und ein Nachklang, der – wie ein Siegesschrei – besagt, dass der Kampf nun vorüber ist. Im Aikido ist Stille das Gewöhnlichste, aber wenn ein *Kiai* vorkommt, dann ist das immer gleichzeitig mit der Bewegung. Die Stille bedeutet natürlich nicht, dass der *Kiai* fehlt. Er wird oft lautlos, da Aikido versucht, nur der Kraft des Angreifers zu folgen und deshalb eins zu sein mit dem *Kiai* des Angreifers.

Im Aikido ist es deshalb undenkbar, um nicht zu sagen unmöglich, den armen Affen aufzuspießen.

Morihei Ueshiba gab so gut wie die ganze Zeit Laute von sich, all sein Aikido wurde von Rufen und unterschiedlichen Tönen begleitet. Diese waren ihrer Natur nach gewiss *Kiai*, aber sie hatten auch einen anderen Inhalt. Ueshiba war tief engagiert

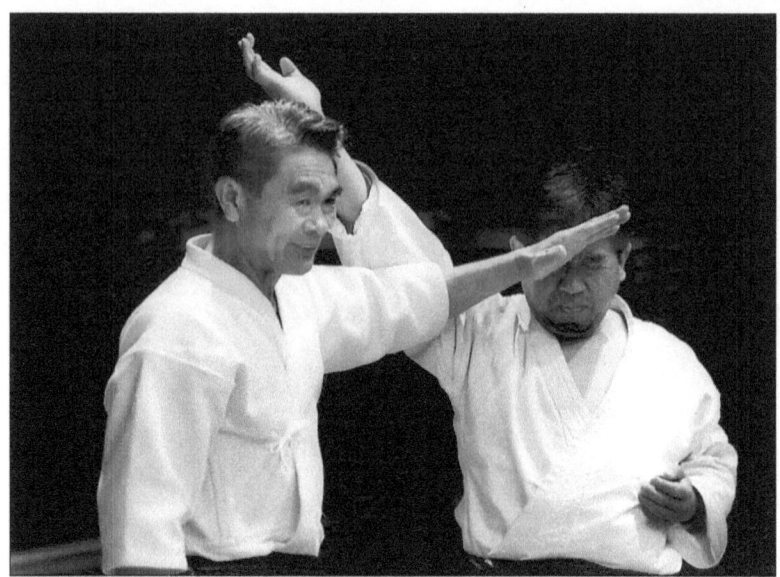

Shoji Nishio. Foto: Magnus Hartman.

in der japanischen Mystikphilosophie *Kototama*, in der jeder Lauttyp seinen höheren Gehalt hat. Seine *Kiai* waren also sowohl Kraftansammlungen als auch eine Methode, bestimmte Bedeutungen auszudrücken, mit einer höheren Wirklichkeit eins zu werden.

Es wird natürlich auch so, dass eventuelle Laute, die mit dem *Kiai* kommen, ihre Prägung davon bekommen, was man mit dem *Kiai* bewirkt, welche Einstellung dahinter liegt. Der *Kiai* des Angreifers lautet immer anders als der des Verteidigers, ebenso unterscheiden sich Kiais voneinander, je nachdem welche Technik ausgeführt wird. Am deutlichsten merkt man das im Kendo, wo die Ausübenden ganz einfach den Namen der zu treffenden Körperstelle als *Kiai* für ihre Bewegungen anwenden. Der Angriff gegen den Kopf heißt *Men*, was Kopf bedeutet, gegen das Handgelenk *Kote* und gegen den Bauch *Do*. Ebenso gibt es wohl eine Erklärung dafür, dass viele, die Karatedo trainieren, bei ihrem *Kiai* schreien: „Kiai!"

Kamae – die perfekte Stellung

Es war einmal ein alter Meister in Chado, Teezeremonie, der schönen Kunst, Tee zuzubereiten und zu servieren. Er war sehr erfahren in seiner Kunst und ein Stolz für seinen Herrscher, einen von Japans Provinzherren. Daher wollte der Provinzherr ihn gern bei sich haben, als es Zeit war, zum Shogun, dem Herrscher des Landes zu reisen, um diesem seine Loyalität zu bekunden.

Es war notwendig, sich für diese Reise in die Tracht der Samurais zu kleiden, aber der Teemeister wusste nichts von der Schwertkunst und der Sitte der Samurais, und so bat er seinen Herren darum, ihm das zu erlassen. Der Provinzherr gab nicht nach, und so musste der alte Meister die zwei Schwerter in seinen Gürtel stecken, was dem Stand der Samurais vorbehalten war, und mit nach Edo (dem heutigen Tokio) kommen.

Der Shogun war von der schönen Teezeremonie des Meisters hingerissen, und der Provinzherr schmunzelte, doch als der Meister an einem Tag in den Straßen von Edo spazierenging, traf er einen Ronin, einen frei wandernden Samurai, der ihn sofort zum Duell aufforderte. Es war Sitte unter Samurais, ihre Geschicklichkeit aneinander zu prüfen, und der Teezeremoniemeister konnte um der Ehre seines Herren willen weder ablehnen noch zugeben, dass er kein Samurai war. Aber er bat seinen Herausforderer um einen Aufschub von einigen Stunden, um seinem Herrn mitteilen zu können, was bevorstand, und um seine Geschäfte abschließen zu können. Das wurde bewilligt.

Der Meister beeilte sich, den besten Meister der Schwertkunst aufzusuchen, den es in der Stadt gab, und erklärte ihm, was ihm bevorstand.

„Ich weiß, dass ich ein solches Duell nicht gewinnen kann", sagte er, „aber um meines Herren willen ist es notwendig, dass ich wie ein Samurai sterbe. Wollt ihr mich deshalb lehren, wie ich mich recht verhalten soll, damit mein Herausforderer die Wahrheit nicht ahnt?"

Der Fechtmeister war zutiefst gerührt von der demütigen Bitte des Alten, fern vom Hochmut, den seine eigenen Schüler aufwiesen.

„Ich kann dir helfen", sagte der Schwertmann, „wenn du zuerst deine Teezeremonie für mich ausführst."

So geschah es, und der Schwertmann war von der Kunst des Alten hell entzückt.

„Nur eine Sache musst du wissen", erklärte der Schwertmeister dann. „Wenn du vor dem Herausforderer stehst, zieh dein Schwert und denk dann genau auf dieselbe Weise, wie wenn du mitten in deiner Teezeremonie bist."

Diese Anweisung verdutzte den Teezeremoniemeister, aber er ging zu dem verabredeten Duellplatz und tat, wie ihm gesagt worden war, zog sein Schwert und konzentrierte sich genau auf dieselbe Weise wie bei seiner Teezeremonie. Der Herausforderer zog auch sein Schwert und näherte sich seinem Gegner vorsichtig. Aber wie er auch probierte und versuchte, er fand in der Stellung des Teezeremoniemeisters keine einzige Blöße, keinen einzigen Schwachpunkt, gegen den er seinen Angriff richten konnte. Den Angriff gegen eine Stellung ohne die geringste Öffnung zu richten, das ist der sichere Tod. Als er seinen Gegner lang und gründlich auf diese Weise geprüft hatte, musste er deshalb aufgeben und senkte sein Schwert.

„Ich bitte um Verzeihung", sagte der Herausforderer mit demütiger Stimme. „Ich verstehe, dass ich Euch unmöglich besiegen kann." Und er verließ den Platz.

In den Budokünsten wird die Grundposition, die Ausgangsstellung, *Kamae* genannt. Sie unterscheidet sich in Kendo, Judo, Karatedo, Aikido und den anderen Künsten, aber die Prinzipien sind dieselben. Man soll bereit, entspannt sein und einen leeren Kopf haben. Das Schriftzeichen für den Begriff ist ein wenig merkwürdig, da es aus dem Zeichen für Holz oder Baum und für Spalier oder ähnliche zusammengefügte Konstruktionen besteht. Das gibt ein Bild von der Grundstellung als komplexe Konstruktion, wo jedes Teil seinen speziellen Platz und seine Funktion hat, und wo die Festigkeit des Ganzen darauf beruht, dass alle Teile ihre richtige Lage gefunden haben.

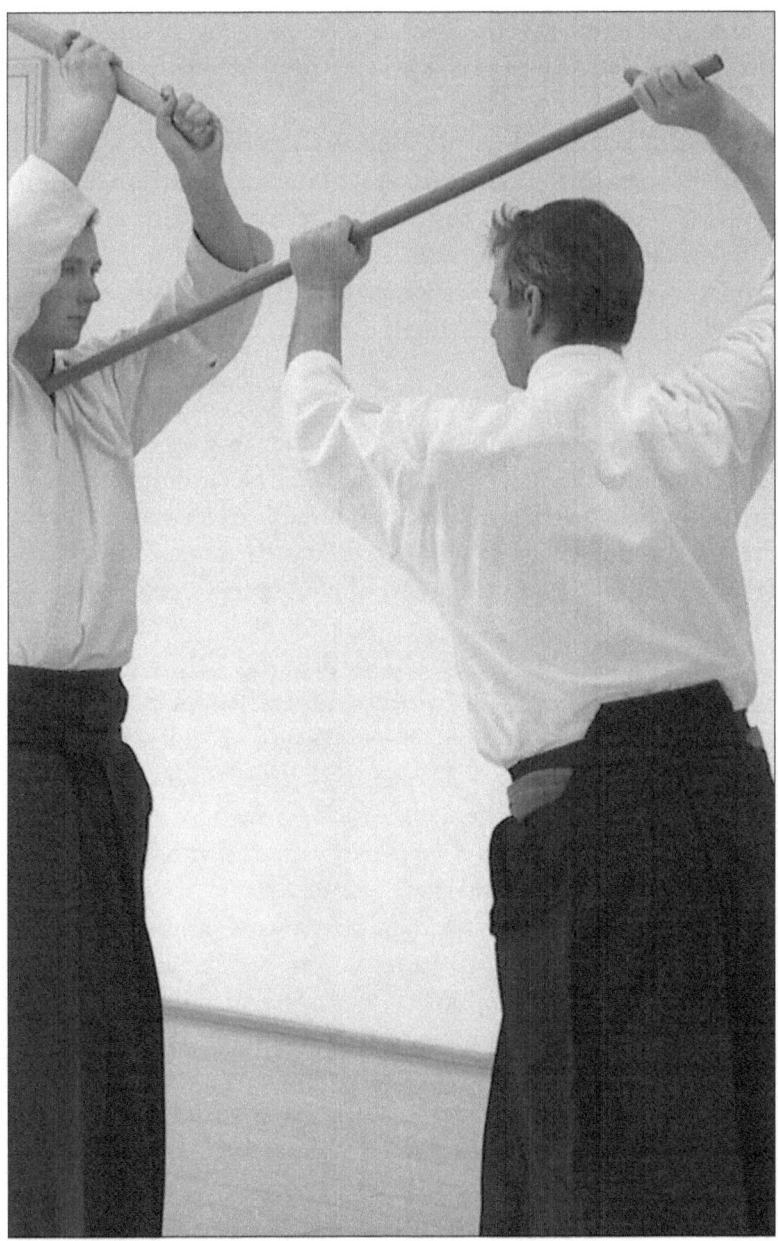

Tomas Ohlsson und Stefan Stenudd, Aikibatto, Malmö.

Die friedliche Kampfkunst

Viele glauben, dass die beste Verteidigung angespannte Bereitschaft ist, dass man in seinem Kopf Unmengen von Techniken und Tricks haben soll, um sie anwenden zu können, wenn der Angriff kommt. Aber mit einer solchen Einstellung ist man leicht zu überlisten und in die Irre zu führen. Das Gehirn ist langsamer als die Hand und kann leicht besiegt werden. Das beste *Kamae* besteht darin, sich selbst von Plänen, Unruhe und Siegergelüsten zu leeren, sodass die Reflexe sich der Verteidigung annehmen. Mit einer solchen Einstellung kann man nicht überrascht werden.

Als der Teezeremoniemeister an seine Kunst dachte, wurde er auf diese Weise leer und rein im Inneren, wie in tiefer Ruhe. Daher konnte man keine Blöße sehen. Der Herausforderer wurde nicht in die Irre geführt, da es dem alten Meister vermutlich in diesem Zustand geglückt wäre, genau das Richtige zu tun, wenn er angegriffen worden wäre, obwohl er nie zuvor ein Schwert benutzt hatte.

Kamae ist wirklich eine Meisterprüfung. Schon da – bevor eine Bewegung eingeleitet wurde – unterscheidet sich der Anfänger markant von dem Erfahrenen. Es gibt unzählige Geschichten in Japan darüber, wie Duelle zwischen Samurais schon im *Kamae* entschieden wurden, ohne dass ein einziger Hieb gefallen war. Wer ein überlegenes *Kamae* hat, verliert den Kampf nicht.

Der große Schwertmeister unserer Zeit ist der alte Kiyoshi Nakakura, graduiert zum neunten Dan sowohl in Kendo als auch in Iaido (den zehnten Dan kann man in diesen Budoarten nur posthum zuerkannt bekommen). Er hat in seinen jüngeren Tagen auch Aikido trainiert. Nakakura erzählte mir einmal, wie er seine Danprüfungen durchführt. Er studiert nur das *Kamae* des Trainierenden, dann weiß er, welchen Dangrad dieser haben soll und sieht überhaupt nicht darauf, was sie während der ganzen restlichen Prüfung machen. Hier und da passiert es trotzdem, dass er zögert – soll dieser Schüler den dritten oder vierten Dan haben? In einem solchen Fall hält er die Augen auf die allererste Bewegung. Gleich ob das ein Angriff oder ein Parieren ist, Nakakura weiß sofort, welcher Grad es wird – und schließt die Augen. Mehr muss er niemals sehen.

Kamae ist, wie gesagt, in den Budoarten jeweils ein wenig unterschiedlich. Das hat mit deren Techniken und Zielen zu tun. Im Judo steht man mit den Füßen genau unter den Schultern, sodass sie einige Dezimeter Abstand haben, aber kein Fuß ist vor dem anderen. Das ist die beste Ausgangsstellung für die vielen Würfe und Fußschwünge des Judo, wenn man schnell zwischen Verteidigung und Angriff wechseln will. In der grundlegenden Stellung von Karatedo macht man einen großen Schritt vorwärts, sodass der Körper gesenkt wird, das hintere Bein wird gestreckt und das vordere gebeugt. Die Füße stehen etwas mehr als schulterbreit. Die Position soll maximale Standfestigkeit und Kraft für die dynamischen Karate-Techniken geben. Im Kendo macht man etwa einen halben Schritt vorwärts und hebt die hintere Ferse. Die Füße befinden sich fast auf derselben Linie, ein gutes Stück näher zusammen als schulterbreit. Das macht man, um eine schmale Zielscheibe zu werden und sich in einem Ausfall mit maximaler Schnelligkeit nach vorn werfen zu können, ohne einen Satz machen zu müssen.

Im Aikido ist die üblichste Grundposition *Hanmi Gamae*, etwas länger als der halbe Schritt im Kendo und mit dem hinteren Fuß zur Seite zeigend, dem vorderen Fuß gerade nach vorne, und der Körper ist ein wenig zur Seite gewandt – so als wäre man auf dem Weg in zwei Richtungen gleichzeitig. Das ist auch eine der Ursachen. Man will Halt für freie Bewegungen zur Seite sowie nach vorne haben. Die erste Bewegung ist ja so gut wie immer ein Schritt schräg nach vorne. Der Winkel des hinteren Fußes nach außen bewirkt auch, dass man deutlich mehr Kraft für einen schnellen Schritt nach vorne hat.

Aber das vornehmste *Kamae*, das man im Aikido haben kann, ist die Stellung, die keine besondere Stellung ist. Wir wollen diese Anti-*Kamae* nennen. Im Aikido akzeptiert man niemals den Kampf – man ist niemals darauf aus. Deshalb sollte man auch keine Stellung haben, die Bereitschaft für Kampf ausdrückt. Ein richtig harmonisches Aikido geht vom gewöhnlichen Spazierschritt aus, sodass man nicht einmal in der Ausführung der Techniken den Spaziergang unterbricht. *Kamae* ist nichts anderes als die Position, in der man sich zufällig befindet, wenn man mitten

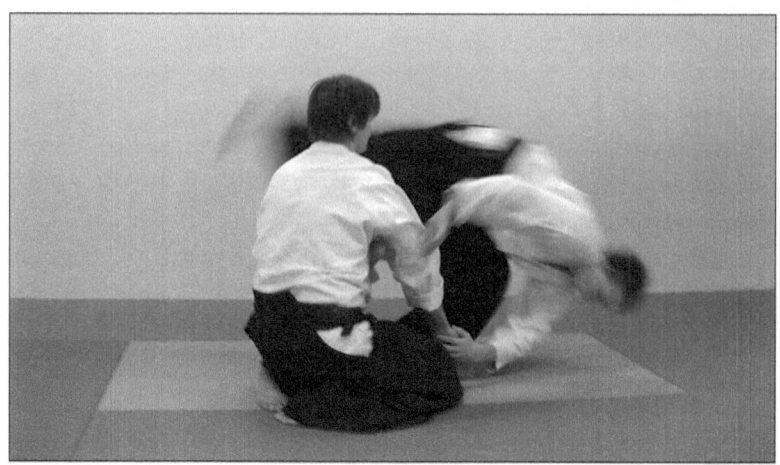

Kokyunage Training in Malmö, Schweden. Tori: Jonas Dahlqvist, Uke: Tomas Ohlsson. Foto: Stefan Stenudd.

in einem Schritt stehenbleibt: der eine Fuß einige Zentimeter vor dem anderen, der Körper nach vorne gerichtet und die Hände entspannt an den Seiten herabhängend, wie es sich ergibt. Man spricht von *Shizentai*, der natürlichen Körperstellung, und Morihei Ueshiba betonte: „Im Aikido gibt es keine besondere Verteidigungsstellung, sondern wir stehen und bewegen uns völlig natürlich."

Das *Kamae* von Aikido unterscheidet sich damit völlig von dem der anderen Budoarten. Es wird unsichtbar, nicht existent. Deshalb hat es keine Schwächen. Es soll den Partner nicht warnen, indem es Bereitschaft und Können zeigt, es soll auch nicht die Wahlmöglichkeiten des Aikidoka begrenzen dadurch, dass es nur zu einer bestimmten Verteidigung passt. Es soll nichts anderes sein als das, was es zufällig wird.

Wenn man in seiner Grundposition keine Wachsamkeit zeigt, schafft man keinen Argwohn, wenn man seine Integrität und seinen Willen zur Verteidigung nicht markiert, wird der Partner nicht zur Herausforderung animiert. Man wird wie Luft. Aggression braucht eine Zielscheibe, gegen die sie sich richtet. Das ist sowohl bei Menschen als auch bei Tieren dasselbe. Der Instinkt anzugreifen wird augenblicklich sowohl dadurch geweckt, dass man jemanden fliehen sieht, als auch dadurch, dass man jemanden sich zur Gegenwehr rüsten sieht. Nur derjenige, der keine Bedrohung zu bemerken scheint, kann den Angreifer dazu bringen, seine Absicht zu vergessen, oder sogar dazu, dass ihm niemals etwas derartiges in den Sinn kommt.

In der Ausführung von Aikidotechniken wendet man *Kamae* auch auf eine ziemlich paradoxe Weise an – um einen Angriff auszulösen. Dadurch, dass man eine Blöße in seinem *Kamae* zeigt, kann man den Partner dazu bringen, genau diese anzugreifen, in dem Augenblick, in dem man die Blöße zeigt. Man öffnet sein *Kamae* und lockt damit den Partner zum Angriff. Mit beharrlichem Training kann man auf diese Weise lernen, den Angreifer so unmerklich wie umfassend – und ausschlaggebend – zu manövrieren und manipulieren. Nicht einmal der wütendste Schwertkämpfer will direkt in die gedeckte Stellung des Gegners springen, aber nimmt er eine Blöße in der Stellung wahr, einen Mangel an Konzentration – attackiert er unmittelbar. Wenn der Verteidiger bewusst eine solche Blöße zeigt, kann er damit den anderen dazu bringen, seinen Angriff zu machen – und dieser richtet sich gerade gegen die gezeigte Blöße. Deshalb soll man im Aikidotraining immer zusehen, seinen Partner zu genau dem Angriff zu verleiten, für den man die Verteidigung übt – teils damit der Angriff glaubwürdig und durchführbar wirkt, und teils, weil man sich so in der Kunst übt, den Angreifer versteckt zu manövrieren.

Wenn man stattdessen immer ein uneinnehmbares *Kamae* behält, oder das Anti-*Kamae*, das den Angreifer seinen Willen zum Angriff vergessen lässt – gibt es ja nicht viel zu trainieren.

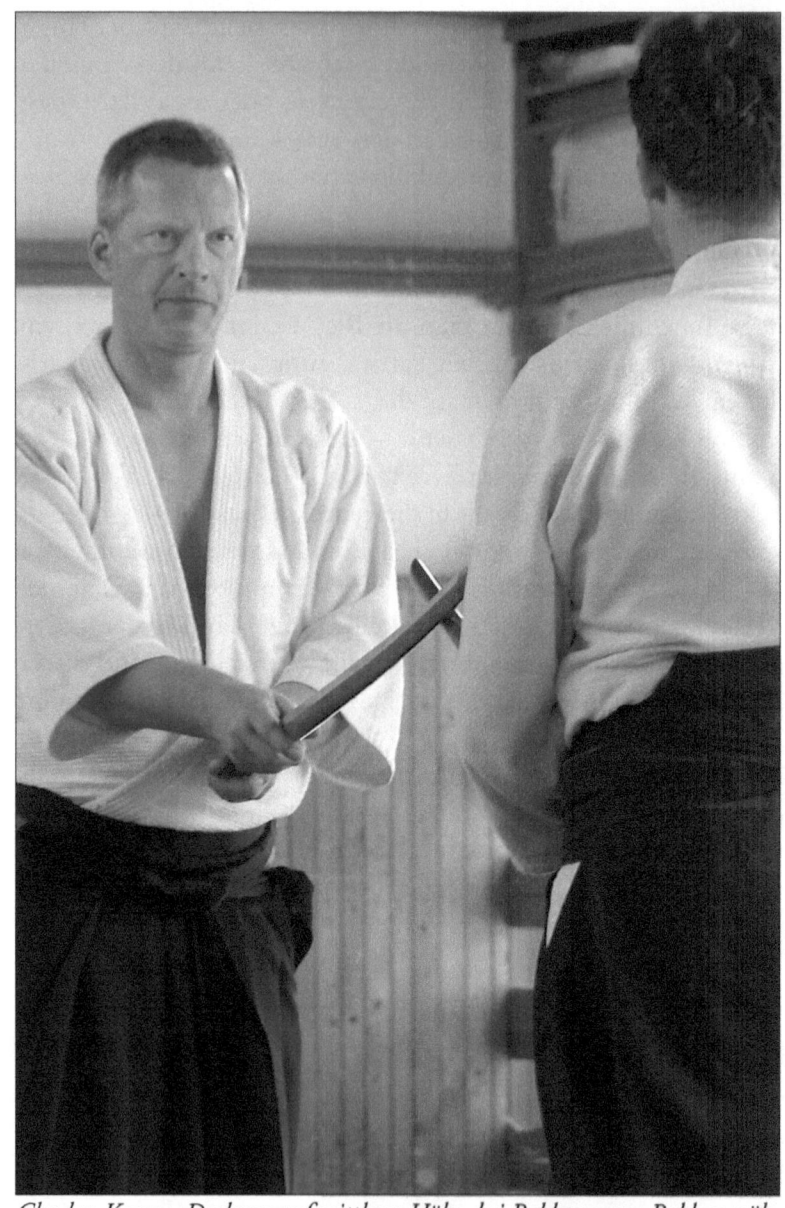

Chudan Kamae, Deckung auf mittlerer Höhe, bei Bokken gegen Bokken während eines Seminars in Lucenec, Slowakei. Foto: Martin Svihla.

Kokyu – Bauchatmung

Kokyu wird mithilfe von zwei Zeichen geschrieben – *Ko*, das bedeutet Ausatmen, und *Kyu*, das bedeutet Einatmen – zusammengenommen beinhaltet das ganz einfach Atmung. Im Aikido zielt das Wort jedoch auf die spezielle Bauchatmung, die angewendet wird, um Kraft und Ausdauer zu geben. Man soll mit *Tanden*, seinem Zentrum im Bauch atmen, was auch den *Ki*-Fluss stimuliert. Vielleicht wird das von der Reihenfolge der Wortbestandteile angedeutet – man atmet aus, bevor man einatmet, aber was gibt es da auszuatmen? *Ki* natürlich, die Lebenskraft, die nicht auf den Lungen beruht und die uns schon füllt, bevor wir unseren allerersten Atemzug gemacht haben.

In westlicher Bedeutung ist *Kokyu* Atmung mit dem Zwerchfell, der gewölbten Membran zwischen Brustkorb und Bauchraum. Das müssen zum Beispiel Opernsänger lernen, um volle Töne hervorbringen und sie mit ein- und demselben Atemzug lang halten zu können. Aber im Budo soll man sich absolut nicht auf das Zwerchfell konzentrieren, auch wenn es streng physiologisch dieses ist, welches die Arbeit tut. Nein, der Fokus soll sich präzise im Zentrum des Körpers befinden, *Tanden*, und die Atmung soll wie der Blasebalg dieses Zentrums erlebt werden. Die Luft fährt, genau wie *Ki*, in *Tanden* und von da wieder heraus, in einem zunehmenden Fluss, der zum Schluss so wird, dass der Unterschied zwischen Ein- und Ausatmung sich auflöst. Die Atmung befreit sich von dem grundlegend linearen Ein und Aus und wird zu einer Spiralbewegung, bei der es nicht länger möglich ist, die Einatmung von der Ausatmung klar zu unterscheiden. Das zeigt sich auch darin, wie der Bauch sich mit der Atmung bewegt – überhaupt nicht.

Gute Bauchatmung erfordert aufrechte Haltung mit deutlichem Hohlkreuz, wobei der Bauch eher nach vorne gestreckt als eingezogen sein soll, was auch immer das moderne Schönheitsideal von der Sache halten mag. Richtig deutlich kann man diese Haltung bei den japanischen Sumoringern sehen – und bei Kleinkindern. Wenn man mit korrekter Haltung atmet, wölbt sich der Bauch keinesfalls mit jedem Atemzug vor und zurück, sondern behält seine Form. Ebensowenig werden die Schultern gehoben und gesenkt. Obwohl *Kokyu* eine umfassende und kraftvolle Atmung ist, wird es nahezu unsichtbar.

Das gibt auch einen klaren Vorteil im Budotraining. Seit Urzeiten weiß man in den japanischen Kampfkünsten von dem Umstand, dass der Mensch am leichtesten zu überwinden ist, wenn er einatmet. Da ist der Körper am schwächsten und verletzlichsten, die Bewegungen am langsamsten. Der Angreifer tut klug daran, seinen Ausfall genau dann durchzuführen, wenn der andere einatmet. Wenn da der Unterschied zwischen Ein und Aus aufgelöst wird und der Körper nicht signalisiert, wenn das eine in das andere übergeht, findet der Gegner keinen Moment, in dem er zum Angriff übergehen kann. Die Techniken des Aikido spiegeln diesen Prozess wieder. Zu Beginn machen sie einen großen Unterschied zwischen Ein- und Ausatmung, wobei gewisse Momente der ersten folgen und gewisse der zweiten. Mit der Zeit werden die Unterschiede eingeebnet, sodass die Techniken ununterbrochene Ellipsen und Spiralen werden, in denen die Richtung der Atmung keine Bedeutung mehr hat.

Der grundlegende Hieb mit dem Katana, dem japanischen Schwert, zeigt das deutlich. Man fasst das Schwert mit beiden Händen und hält es vor *Tanden*, in Bauchhöhe. Die Position wird *Chudan Kamae* genannt. Dann hebt man das Schwert über seinen Kopf, gleichzeitig mit der Einatmung, und schlägt es kraftvoll mit einer Ausatmung nieder. Das Schwert landet präzise im selben *Chudan Kamae*, von dem es ausging. Je besser man das Schwert beherrschen lernt, desto minimaler wird der Unterschied zwischen diesem Auf und Ab mit dem Schwert, diesem Ein und Aus mit der Atmung, bis die ganze Bewegung wie ein geschlossenen Kreis wird, ohne Anfang oder Ende. Einem solchen Hieb kann man schwer entkommen.

Eine der besten Methoden, um sowohl sein *Kokyu*, die Bauchatmung, zu trainieren als auch ein deutliches und stabiles

Zentrum, *Tanden*, zu entwickeln, ist dieser grundlegende Schwerthieb.

Im Aikido gibt es einige Techniken, die genauso deutliche Beispiele für die Bauchatmung sind. Sie sind danach benannt – *Kokyuho* und *Kokyunage*, der Atmungswurf. Das sind Variationen von Wurftechniken, bei denen die eigene Atmung die Atmung des Partners sucht und ihr folgt und damit den Wurf selbst schafft. Die Techniken können gewiss sehr kraftvoll aussehen, aber sie bauen auf eine Vereinigung vom *Kokyu* des Angreifers und des Angegriffenen, so als würden beide absichtlich im Takt miteinander atmen. Da die Atmung die wichtigste Antriebskraft jeder Bewegung ist, wird die gemeinsame Atmung unwiderstehlich.

Der Weg zu einer guten Bauchatmung ist nicht schwer, doch für viele mühsam. Man muss sich ein ums andere Mal daran erinnern, dass man die Atmung vom Brustkorb zu *Tanden* senken soll, und am Anfang ist das rein physisch schwer zustandezubringen. Es ist schwierig, seine Muskeln und Organe zu dirigieren, aber es kommt Schritt für Schritt, mit Konzentration und Übung, bis man eines Tages zu seiner Verwunderung merkt, dass man mit dem Bauch atmet, ohne überhaupt daran denken zu müssen. Die erste Voraussetzung ist eine gute Haltung. Ohne den geraden Rücken und das deutliche Hohlkreuz, mit dem der meditierende Buddha immer abgebildet wird, schließt man seine Atmung ein und sie kommt niemals über den Brustkorb hinaus. Dieselbe Blockierung kommt von Kleidern, die um den Bauch zu eng sitzen. Es gibt zum Beispiel viele, die im Budotraining den Fehler machen, ihren Gürtel um die Taille zu knoten – so können sie *Kokyu* nicht lernen. Der Gürtel soll nie höher als bei *Tanden* gebunden werden. Man muss seinem Bauch Freiheit schenken, ein abgeschnürter Bauch ist mindestens genauso hemmend für die Atmung wie ein eng um den Hals geknoteter Schlips.

In der japanischen Weise auf den Knien sitzend hat man eine gute Ausgangsstellung, um sowohl die rechte Haltung als auch die rechte Atmung zu finden. Der Rücken wird so gut wie automatisch aufrecht, der Bauch weist nach vorne, und es ist nicht besonders schwer, seine Atemzüge bis ins Zentrum des Körpers

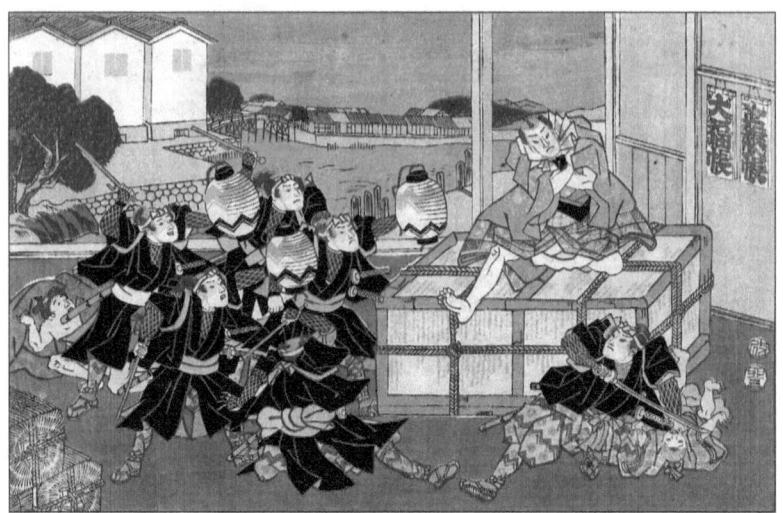

Chushingura – 47 Ronin. Holzschnitt von Kuniteru (Sadashige) 1855.

hinunterzuziehen. Die Crux liegt darin, diese Atmung und Haltung zu behalten, wenn man sich erhebt und mit dem Aikidotraining beginnt. Ebenso schwer ist es für viele, an der Bauchatmung festzuhalten, wenn sie atemlos werden. Sie beginnen oft zu keuchen und hastige, kurze Atemzüge mit dem Brustkorb zu machen – obwohl eine solche Atmung nicht so effektiv ist. Dasselbe Problem haben viele, wenn sie plötzlich ordentlich zugreifen müssen – da kann es sogar passieren, dass sie den Atem ganz anhalten.

Aber die Bewegungen des Aikido sind im Einklang mit *Kokyu* geformt, und so wird die Bauchatmung unmerklich vom Training selbst stimuliert. Mit der Zeit lernt man, richtig zu atmen – und versteht nicht mehr, warum es einem früher so schwer fiel. *Kokyu* spielt eine so herausragende Rolle im Aikido, dass man immer danach strebt, seinen Bauch direkt auf das zu richten, worauf man sich fokussiert – die Richtung, in die man sich bewegt, oder das Ziel, das man mit seiner Bewegung hat. Das macht sowohl der, welcher angreift, als auch der, welcher sich verteidigt. Um zum grundlegenden Schwerthieb zurückzukehren: Die Ausgangsstellung *Chudan Kamae* ist mit dem Schwert vor dem Bauch, und da dieses mit beiden Händen gegriffen wird, kann man es schwerlich besonders weit in eine andere Richtung führen als dorthin, wohin der Bauch zeigt.

Aikido

In allen Budoarten will man die ganze Zeit mit seinem Bauch in die Richtung weisen, in die man agiert. Nur so kann man maximale Kontrolle über seine Bewegungen und Kraft in ihnen bekommen. Das klingt selbstverständlich, da die Anatomie des Menschen so funktioniert, aber viele Anfänger haben trotzdem Schwierigkeiten damit, in diesem Punkt immer das Richtige zu tun. Der Bauch kann auf dem Weg in die eine Richtung sein und die Arme in eine andere – da geht das Gleichgewicht verloren. Wenn man fühlt, dass der Bauch den Bewegungen nicht nur folgt, sondern sie eigentlich ausführt, so wie die Nabe der Ausgangspunkt für die Drehung eines Rads ist, dann hat man ein gutes *Kokyu*.

Wenn man sein *Kokyu* übt, sollte man seinen Ehrgeiz daran setzen, den ganzen Körper mit dem Fluss der Atmung zu füllen und diese weit über die Grenzen des Körpers hinauszustrecken. Wenn jemand kraftvoll mit *Tanden* atmet, soll man das weithin vernehmen können, ohne dass die Atmung laut werden muss. Man wird ein Blasebalg von Energie und doch diskret, so wie wenn frische Luft durch ein geöffnetes Fenster hereinströmt. Und wenn man ordentlich zugreift, so soll das sein wie bei einem Durchzug.

Maai – der sichere Abstand

Von den vielen Unterschieden zwischen den Nationalitäten ist einer der deutlichste: welchen Abstand Menschen unterschiedlicher Kulturen gewöhnlich zueinander einnehmen, wenn sie miteinander sprechen oder umgehen. In einigen Ländern ist der Abstand kurz, man kann einander ohne Problem praktisch auf dem Schoß sitzen und sich doch frei unterhalten. In anderen, wie zum Beispiel in Schweden, braucht man mindestens einen halben Meter Distanz, damit die beiden sich nicht bedrängt fühlen und nach hinten ausweichen. Das wird ziemlich komisch, wenn Menschen mit unterschiedlichen Gewohnheiten ein Gespräch führen – der eine geht nach vorne, um nicht unanständig distanziert zu sein, der andere geht zurück, um sich nicht bedrängt zu fühlen.

Man kann von einer privaten Sphäre sprechen, die sich um den eigenen Körper ausbreitet. Innerhalb dieser Sphäre will man allein sein und in Ruhe gelassen werden, wenn es sich nicht um Intimitäten handelt. Japaner sind an Gedränge gewöhnt und haben es deshalb leicht, sich zusammenzudrücken wie Sardinen in Konservendosen, ohne im geringsten auf ihre Integrität zu verzichten – sie haben eine Technik, so zu tun, als existierten die anderen nicht. Wenn sie reichlich Platz haben, ziehen sie einen Abstand vor, der dem der Schweden gleicht.

In den japanischen Kampfkünsten gibt es eine ähnliche persönliche Sphäre, die außerdem eine strategische Bedeutung hat. Zwei Kämpfer wählen in ihrer Ausgangsstellung einen gewissen Abstand voneinander. Dieser wird *Maai* genannt, was man übersetzen kann mit Abstandsharmonie oder -gleichgewicht. Der Begriff beinhaltet zwei japanische Schriftzeichen, von denen das erste Abstand bedeutet und zeigt, wie die Strahlen einer Sonne gerade noch in die Ritze zwischen zwei Schwingtüren zu drängen vermögen. Die andere Silbe im Wort ist dasselbe *Ai* wie in Aikido.

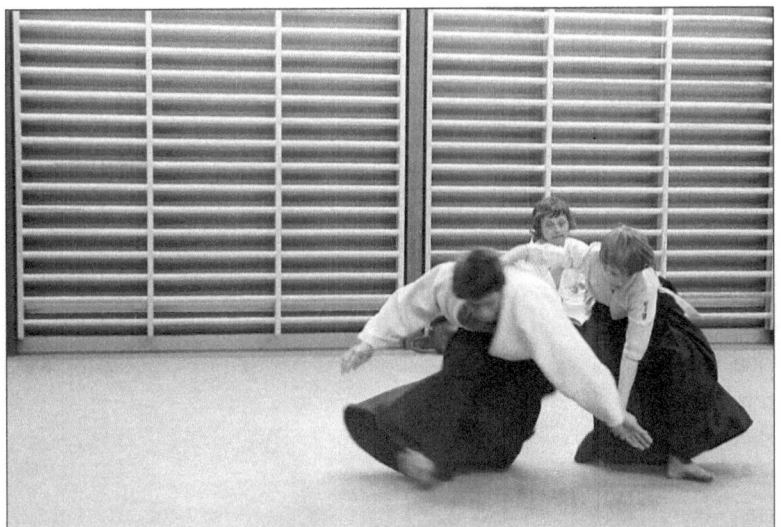

Aikido-Training in Järfälla, Schweden, 1973. Foto: Stefan Stenudd.

Das Schriftzeichen für Abstand kann auch ein bestimmtes Längenmaß angeben, ungefähr zwei Meter, doch der korrekte Abstand zwischen zwei Kämpfenden variiert, abhängig von deren Größe, von der Kampfkunst, welche sie ausüben, und von eventuell verwendeten Waffen. Das grundlegende Prinzip für *Maai* ist einfach: Sie sollen so weit voneinander entfernt sein, dass keiner den anderen mit einem Angriff erreichen kann, sondern einen Schritt nach vorne machen muss. Für zwei unbewaffnete Personen bedeutet das, dass sie mit ausgestreckten Armen nicht mehr erreichen als die Hände des jeweils anderen. Vielleicht liegt im westlichen Händeschütteln ein Ritual mit derselben Bedeutung – man misst einen korrekten Abstand zueinander ab. In der Schwertkunst sollen Duellanten, die in der Stellung *Chudan Kamae* stehen, wobei sie das Schwert in Höhe der Taille nach vorne strecken, ihre Schwerspitzen gekreuzt halten.

Wenn die zwei Trainierenden einander näher stehen als das natürliche *Maai*, so kann keiner von ihnen sich gegen einen plötzlichen Angriff wehren, und das vergrößert das Risiko für einen Kampf, der aus reinem Unglück ausbricht. Das erinnert an den größten Haken des Rüstungswettlaufs – als die Technik die Zeit zwischen Abschuss und Niederschlag der Missiles auf einige

Minuten verringert hatte, mussten beide Seiten praktisch ständig ihre Hand knapp über dem Knopf halten. Das gewährt nicht viel Zeit, um seine Handlungen abzuwägen.

Im Aikido ist dieses *Maai* wie eine unsichtbare Sphäre um den Trainierenden, und erst wenn der Partner in diese Sphäre drängt, werden die Aikidotechniken in Gang gesetzt. Morihei Ueshiba sah seine Sphäre als ein eigenes Universum an, in dem seine Naturgesetze herrschten – deshalb war ein Eindringen zum Misslingen verurteilt. Wenn der Angriff in sein *Maai* kam, musste er unvermeidbar in die Bahnen geführt werden, die dort herrschten.

In der Mitte dieser Sphäre, dieses Universums, befindet sich natürlich *Tanden*, das Zentrum des Körpers. Sich gegen Angriffe zu verteidigen, ist kein Kampf zum Wiedererlangen der Obergewalt über das eigene Universum, sondern nur ein natürlicher Ausdruck dieser Obergewalt. Der Angriff muss misslingen, da er das Eindringen in die Welt eines anderen Menschen bedeutet. Wenn der Partner angreift, bricht er durch die Peripherie der Sphäre des Angegriffenen und verliert deshalb die Kontrolle über seine eigene Sphäre und sein eigenes Zentrum. Die Kreisbewegungen des Aikido befördern ihn wieder nach draußen, mit Mitteln, die denen der Zentrifugalkraft gleichen. So lange es dem Angreifer nicht gelingt, das Zentrum des Angegriffenen durch sein eigenes zu ersetzen, kann er nicht der Stärkste oder Stabilste sein.

Man könnte das mit dem Versuch vergleichen, eine Debatte in einer fremden Sprache zu gewinnen. Mit seinem Eindringen wird der Angreifer gezwungen, sich an die Sprache des Angegriffenen anzupassen. Wie kann das gut für ihn gehen? Im Aikido muss man sich also zuallererst darüber im Klaren sein, dass es die Regeln und Bedingungen des Angegriffenen sind, die gelten müssen. Der größte Fehler, den der Verteidiger begehen kann, ist, den Willen des Angreifers gelten zu lassen, indem er ihn in seiner Antwort nachahmt und sich auf diese Weise seinem Angriff fügt. Da hat man schon seine eigene Sphäre verlassen und ist Peripherie in der des Partners geworden.

Irimi, Tenkan – nach innen, nach außen

Eigentlich gibt es nur zwei Positionsveränderungen, zwei Schritte im Aikido: nach innen und nach außen, wie in der Atmung. Und wie in der Atmung sollen diese mit der Zeit zusammengleiten und zu Einem werden. Aber zuerst muss man den Unterschied zwischen ihnen verstehen.

Der Schritt nach innen wird *Irimi* genannt und liegt in seiner Natur der Mentalität des Angreifers am nächsten. Man geht so gut wie direkt auf den Partner zu, direkt in seine Sphäre hinein. Wenn man angreifen soll, gibt es keine andere Möglichkeit, aber auch in der Verteidigung verfährt man so, um zuvorzukommen, um den Angriff zu kontern, bevor er vollendet ist. Die Kühnheit zu diesem Schritt nach vorne, einem kraftvollen Angreifer entgegen, das ist einer der innersten Kerne des Budo – so schwer einem dieser Schritt fallen mag, so viel hat man durch ihn zu gewinnen. *Irimi* ist der Schlüssel zur Einsicht des Budo, dass Angriff die schlechteste Verteidigung ist, dass der, welcher angreift, eben dadurch dem Verteidiger unterlegen ist. Das Kanji für *Irimi* besteht aus dem Zeichen für hineingehen oder durchdringen und dem Zeichen für Körper, man geht also mit dem Körper hinein.

Der Schritt nach außen wird *Tenkan* genannt und stimmt besser mit der Situation und der milden Strategie des Verteidigers überein. Das Schriftzeichen besteht aus dem Kanji für wälzen oder umwenden sowie für ändern. Hier geht man vom Angreifer weg, um ihn herum und hinter ihn. Auf diese Weise entkommt man dem Angriff und hat mit einer kreisförmigen Bewegung seine Verteidigung, seinen Gegengriff eingeleitet. Der Angreifende gerät in die Peripherie der Sphäre des Verteidigers.

Sagen wir, dass die zwei Kontrahenten durch ein Seil miteinander verbunden sind – der Angreifer am einen Ende und der Verteidiger am anderen. Die Länge des Seils, der Abstand zwisch-

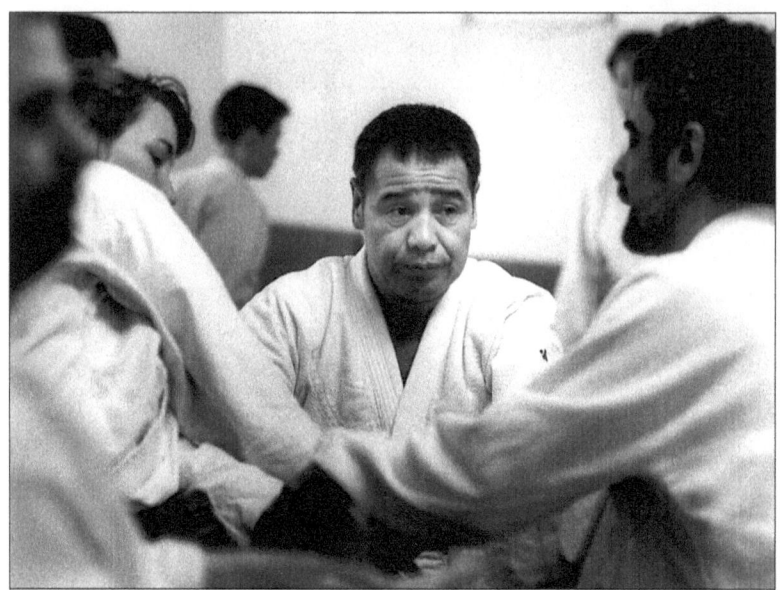

Yasuo Kobayashi. Foto: Magnus Hartman.

en den beiden, kann zweckmässigerweise dieselbe sein wie ein korrektes *Maai*, ungefähr anderthalb Meter. Der Schritt des Angriffs steuert direkt gegen den Angegriffenen, der sich seitlich nach vorne bewegt, fast zu der Position, von der aus der Angreifer begann. Das Seil wird erneut gespannt, die Kontrahenten haben den Platz gewechselt, aber die Dynamik der Bewegung ist derart, dass es nicht erneut zwei Sphären mit je einem Zentrum gibt.

Stattdessen gerät der Angreifer in die Peripherie des Angegriffenen und kann so selbstverständlich herumgeleitet werden, so wie die Planeten um die Sonne kreisen. Das beruht vor allem darauf, dass der Verteidiger zusieht, dass die Bewegung nicht nach dem Angriffsschritt aufhört, sondern sich in einem Bogen fortsetzt. Das erinnert an ein störrisches Pferd in der Manege – es wird mit dem Zaumzeug gezwungen, in der Peripherie des Kreises des Dresseurs zu verbleiben, anstatt in seiner eigenen Sphäre verharren zu können.

Ja, es ist wunderlich, dass das funktionieren kann. Man muss es in der Praxis ausprobieren, um diese findige Dynamik zu entdecken. Aber so ist es – der Anfallende verliert seine Kontrolle,

Aikido

gerade weil er der Anfallende ist und weil der Angefallene mit seinem ausweichenden Schritt reagiert.

Es ist leicht einzusehen, dass *Tenkan* am stärksten mit den Prinzipien des Aikido übereinstimmt, doch auch *Irimi* wird angewendet. Aber es ist nie der Fall, dass der Schritt sich direkt gegen die Richtung der angreifenden Kraft bewegt, was nur in einem Zusammenstoß resultieren würde. Das *Irimi* des Aikido geht schräg hinein, in einer ausweichenden Bewegung, genau wie *Tenkan* schräg hinausgeht. Der Angriff des Partners geht vorbei, während der Verteidiger sich mit *Irimi* vor den Körper des Partners und nahe an diesen heranstellt. Mit *Tenkan* stellt sich der Verteidiger stattdessen daneben und so gut wie hinter den Angreifer.

An sich ist fast jede Verteidigungstechnik eine Kombination aus den zwei Schritten: zuerst ein Schritt zur Seite und auf den Partner zu, dann ein Schritt herum und weg von ihm. Mit dem ersten Schritt entgeht man dem Angriff, mit dem zweiten leitet man den Konter ein, die Aikidotechnik selbst. Die zwei Schritte gleiten mit der Zeit zusammen zu einer einheitlichen Bewegung, fast einem einzigen Schritt.

Omote, Ura – Vorderseite, Rückseite

Die meisten Aikidotechniken gibt es in zwei Versionen, die dadurch gekennzeichnet sind, dass sie ihr Schwergewicht entweder auf *Irimi* oder auf *Tenkan* legen – der Schritt hinein oder der Schritt herum. Die Version, die auf *Irimi* basiert, wird hauptsächlich vor dem Angreifer ausgeführt, während die andere Version eine Positionsveränderung um diesen herum und hinter diesen beinhaltet. Gewöhnlich ist es für Anfänger im ersten Jahr des Aikidotrainings sehr schwer, diese zwei Versionen zu unterscheiden und sie mit Verständnis für ihren Unterschied auszuführen. Selbst hatte ich in der entsprechenden Periode die bemerkenswerte Eigenheit an mir, dass ich, selbst wenn wir in der erstgenannten Form unterrichtet wurden, die zweite Form ausführte, ohne es zu merken, auch wenn wir diese noch nicht geübt hatten. Mein Lehrer zu jener Zeit, Allan Wahlberg, hatte mächtig Spaß damit. Selbst will ich glauben, dass das darauf beruhte, dass ich instinktiv nach der weichesten Möglichkeit suchte, dem Angriff zu begegnen, da ich verstanden hatte, dass das der Witz beim Aikido war, und da wurde die am meisten ausweichende Bewegung die natürliche.

Als ich anfing, Aikido zu trainieren, war die Terminologie begrenzt und leidlich ins Schwedische gebracht, und so wurden die zwei Formen positiv und negativ genannt, während die korrekte japanische Bezeichnung *Omote* und *Ura* ist. Im Aikido werden diese Begriffe manchmal synonym mit *Irimi* und *Tenkan* gebraucht, da sie deutlich paarweise zusammengehören, *Irimi/Omote* und *Tenkan/Ura*, so wie es weiter oben beschrieben wurde. Aber *Omote* und *Ura* sind komplexe Begriffe mit einer Bedeutung, die sich weit über die technische Terminologie des Aikido hinaus erstreckt.

Omote bedeutet in etwa Vorderseite oder Außenseite und kommt ursprünglich von der Bezeichnung für die haarige Seite eines Pelzes oder die Außenseite eines Kleidungsstücks. Es handelt sich also um das Äußere, das Sicht- und Offenbare. *Ura* steht für die entgegengesetzte Seite, Rück- und Innenseite, das Verborgene. Ursprünglich bedeutet es Futter oder die haarlose Innenseite des Pelzes. Dieses Wortpaar kann daher mit den Gegensätzen offenbar und verborgen verglichen werden, oder, wenn man so will, mit aufrichtig und ausweichend. Ich habe nie den Eindruck bekommen, dass japanische Lehrer irgendeine moralische Wertung dahineingelegt haben, obwohl das für uns im Westen naheliegen würde. Eher ist mein Eindruck, dass sie das Ganze wie die zwei Seiten einer Münze sehen, so unvermeidlich wie eben die Tatsache, dass ein Kleidungsstück sowohl Innen- als auch Außenseite hat.

Im Training zieht man einen deutlichen Gewinn daraus, wenn man versucht, sich in diese Gegensätze respektive Charaktere einzuleben, sodass die Omoteformen einer Technik nahezu aufdringlich durchgeführt werden können, mit der starken Einstellung, dem Angriff möglichst schnell zu begegnen – natürlich trotzdem mit einer weggleitenden Körperdrehung, *Taisabaki*, sodass man nicht mit der Kraft des Angriffs zusammenstößt – während *Ura* so ausgeführt wird, dass man schon bei der initialen Begegnung sozusagen für den Gegner verschwindet, aus dessen Sichtfeld, und weiter weggleitet, in den Schatten hinein. Das kann man im höchsten Grad mit den chinesischen Gegensätzen *Yin* und *Yang* vergleichen, die auf japanisch *In* und *Yo* heißen, welche mit ihrer ursprünglichen Bedeutung Schattenseite und Sonnenseite deutliche Parallelen zu *Ura* und *Omote* sind. Bei der Ausführung von *Omote* soll die Attitüde immer mit *Yang* vergleichbar sein, das als extrovertiert, hell, warm beschrieben wird und traditionell als maskulin gilt. Die Uraversion sollte hingegen *Yin* gleichen, das als introvertiert, dunkel, kalt und traditionell feminin gilt. Man kann an und für sich gern die Geschlechterrollen diskutieren, die darin liegen.

Ein anderes Gegensatzpaar, das mit *Omote* und *Ura* verwandt ist, sind die alten Budobegriffe *Shoden* und *Okuden*, die vorderen oder ersten Lehren, respektive die inneren oder tiefen Lehren. Einige Budostile legten großen Wert darauf, ihre Kunst auf diese

Weise aufzuteilen, wobei ein Anfänger lange und gut *Shoden* üben musste, bevor er als reif angesehen wurde, in *Okuden* eingeweiht zu werden – für einige wurde das nie aktuell. In gewissen Iaido-stilen zum Beispiel gibt es immer noch eine solche Aufteilung, aber inzwischen gibt es keine Restriktionen mehr, die einen An-fänger davon abhalten können, beide Arten zu trainieren.

Im Aikido gibt es keine Aufteilung in *Shoden* und *Okuden*, ich glaube, der Gedanke wäre Osensei sehr fremd – auch wenn er ein klein wenig zurückhaltend damit war, andere als seine Lehrer in Kontertechniken, *Kaeshiwaza*, zu unterweisen. Ebensowenig hatte Miyamoto Musashi, der legendäre Samurai, der im 17. Jahr-hundert lebte und das immer noch vielgelesene *Buch der fünf Ringe* schrieb, irgendwelchen Respekt vor dieser Aufteilung. Er erklärt kategorisch, dass es „im wirklichen Kampf nichts derarti-ges gibt, wie mit einer äußeren Technik zu schlagen und mit einer inneren Technik zu hauen". Er gibt gewiss zu, dass es einfachere und tiefere Dinge innerhalb der Kampfkünste gibt, welche die Schüler sich während ihrer Entwicklung mit unterschiedlicher Leichtigkeit aneignen können, aber er behauptet mit Bestimmt-heit, dass es nicht geht, die Techniken danach zu sortieren. Inne-res und Äußeres gehen unausweichlich ineinander auf: „Wenn man tiefer und tiefer in den Berg eindringt, wird man sich mit der Zeit wieder an einem Eingang befinden."

Gotai – statisches Training

Es gibt im Großen und Ganzen drei Arten, Aikido zu trainieren: *Gotai*, *Jutai* und *Kinagare* – statisch, weich und fließend. Auch wenn diese drei als verschiedene Stadien in der Entwicklung des Aikidotrainierenden beschrieben werden können, sind sie als Trainingsform ständig wiederkehrend und gemischt. Sie komplettieren einander.

Gotai, das statische Training, geht von unbeweglichen Positionen aus. Der Partner darf greifen, bevor man beginnt, seine Technik auszuführen. Das ist natürlich nicht die beste Selbstverteidigung, aber es ist äußerst wichtig, dass man lernt, damit zurechtzukommen. Für den Anfänger ist *Gotai* auch die einzig einleuchtende Möglichkeit, die komplizierten Aikidotechniken zu lernen und damit vertraut zu werden, wie man sie ausführt.

Die Japaner haben lange mit großem Interesse trainiert, sich aus Griffen und allen möglichen Umklammerungen zu befreien. Sie betrachten besonders das Vermögen im Aikido, sich sichtlich leichthändig aus dem stärksten Griff zu winden, immer mit großem Respekt. Für die Samurais war es besonders angebracht, sich von Festhaltegriffen befreien zu können, die sie daran hinderten, das Schwert zu ziehen. Ebenso war es für die Gegner äußerst wünschenswert, die Hände der Samurais blockieren zu können. Aikido, das aus der alten Verteidigungskunst der Samurais hervorgewachsen ist, beinhaltet deshalb eine Menge Techniken für den Griff ums Handgelenk. Das Training mit diesen Angriffsformen ist auch eine hervorragende Möglichkeit, die Prinzipien und Methoden des Aikido auszuprobieren.

Wenn man nicht weiß wie, kann es sehr schwierig sein, sich aus einem starken Griff um die Handgelenke zu befreien – und in *Gotai* soll der Partner wirklich ordentlich festhalten. Auf dasselbe Problem stößt man natürlich in allen Formen von Umklammerungen – Leibgriff, Würgegriff usw. Der Größte und Stärkste hat nach allgemeiner Auffassung alle Trümpfe in der Hand. In *Gotai* trainiert man vor allem zwei der Prinzipien des Aikido, die eine Lösung für eine solche Klemme anbieten. Das erste ist, immer zuzusehen, dass man sein Körperzentrum hinter dem hat, was man ausführt, das andere, die verborgene Beweglichkeit in dem unbeweglichsten Zustand zu entdecken.

Das Wissen, dass man den Bauch auf das Ziel richten soll, sodass er Stütze und Abschussrampe für jede Bewegung ist, ist eine ebenso souveräne Hilfe, wie wenn man lernt, dass man schwere Sachen mit den Beinen und nicht mit dem Rücken heben soll. Alle Bewegungen im Aikido sollen von *Tanden* kommen. Um das zu lernen, achtet man darauf, dass man seinen Bauch immer in die Richtung wendet, in die man gehen will. Das wird mit Körperdrehungen gemacht, besonders mit der Flexibilität der Hüftpartie. Es ist nicht allzu schwer, die Arme oder Beine oder den Kopf eines Menschen festzuhalten – aber es ist völlig unmöglich ihn daran zu hindern, die Hüften zu bewegen und damit die Flexibilität zu haben, die er braucht, um sich aus jedem Griff zu befreien. Durch Hüftdrehungen findet man einen Weg hinaus, und dadurch, dass man den Bauch in diese Richtung zeigen lässt, hat man Kraft und Festigkeit genug, um sich auf dem Weg nach vorne zu bewegen.

Obwohl es so aussieht, als würden die Hüften die ganze Arbeit machen, ist es wichtig, sich auf den Bauch zu konzentrieren – teils um sein Zentrum zu finden und teils weil man sonst leicht Gleichgewicht und Stabilität verliert. Ohne gutes Gleichgewicht kann man sich kaum aus einem Griff befreien. Faktisch wird es sich immer zeigen, dass von zwei Kontrahenten stets derjenige der Stärkere ist, welcher das beste Gleichgewicht hat – ungeachtet des Umfangs von Bizeps und Trizeps. So wie die Boa Halt für ihren Schwanz braucht, um die Beute zu Tode drücken zu können, muss der Mensch Gleichgewicht haben, um seine Stärke einsetzen zu können. Und das Gleichgewicht sitzt immer im Schwerpunkt des Körpers – in *Tanden*.

Deshalb kommt man ausschließlich auf dem Weg über das Zentrum des Partners an dessen Gleichgewicht, und das ist nötig, um ihn in die Bahnen der Aikidotechniken zu leiten und sich

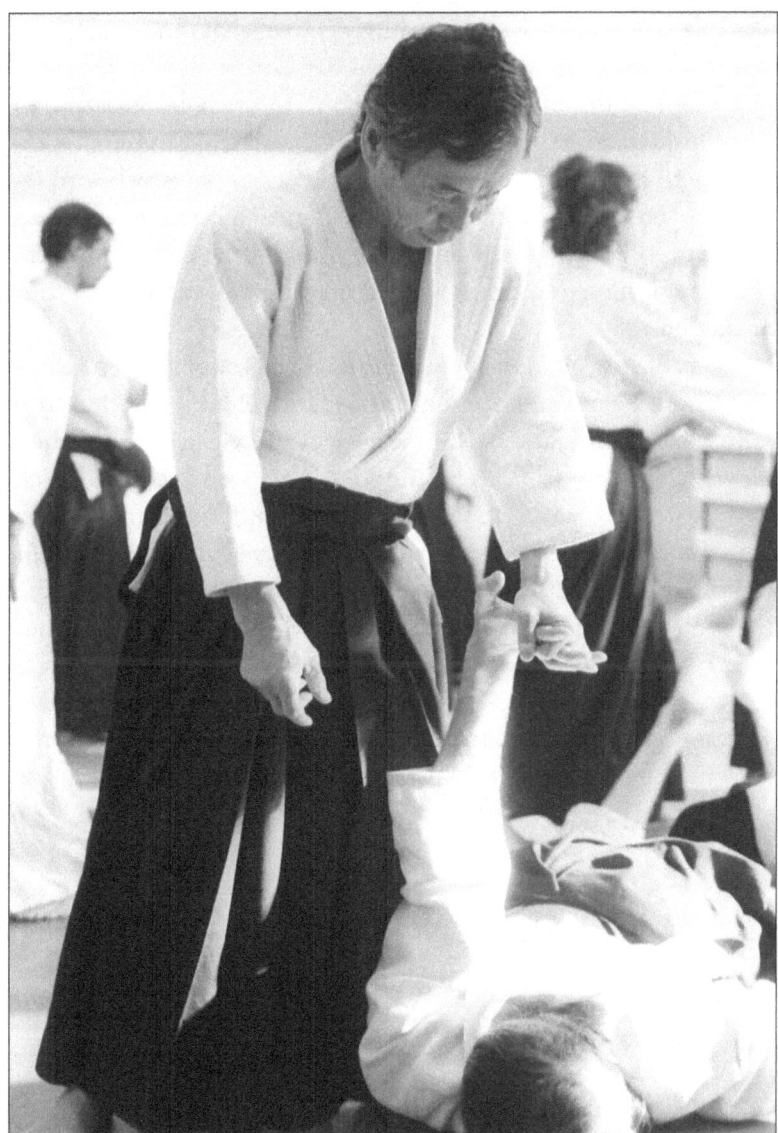

Nobuyoshi Tamura in Stockholm 1998. Foto: Ulf Lundquist.

damit zu befreien. Im Innern des Bauchs des Partners gibt es immer Beweglichkeit, in jede denkbare Richtung, wie ein Potenzial.
Diese kann man wecken und leiten, ungeachtet dessen, wie fest
der Partner zu stehen scheint und wie schraubstockfest sein Griff
ist.

Die friedliche Kampfkunst

Die Beweglichkeit wird dadurch geweckt, dass man sich entspannt. Komischerweise ist es genau das Gegenteil von dem, was Menschen zu tun pflegen, wenn jemand sie festhält. Sie spannen ihre Muskeln an, reißen und drücken, um freizukommen. So etwas macht den Partner nur stärker, und der Schraubstock wird fester gezogen. Aber wenn man sich entspannt und weich wird, verliert der Griff des Partners an Stärke, und die vielen Richtungen, in die man ihn leiten kann, werden erkennbar. Man braucht nur zu wählen.

Dieses lustige Naturgesetz ist leicht auszuprobieren. Lässt man einen Partner richtig hart am Handgelenk zugreifen und ballt selbst seine Hand, spannt die Armmuskeln – so fühlen beide, wie stark der Griff des Partners ist. Aber wenn man plötzlich die Hand öffnet und sich in den Muskeln entspannt, merkt man deutlich, wie der Griff des Partners sozusagen abgleitet, seine Stärke verliert. Er muss seinen Griff neu finden, erneut zupacken, um die Kraft und die Kontrolle zurückzugewinnen. Bevor er das tut, ist es leicht, eine Aikidotechnik auszuführen. Es ist ja üblich, die Worte Weicheit und Beweglichkeit als Synonyme zu verwenden. Wenn man weich wird, kann man sich immer bewegen, so sehr man auch festsitzt. In der Weichheit liegt wirkliche Stärke.

Jutai – weiches Training

Das Wort *Go* in *Gotai* bedeutet eigentlich hart, aber in diesem Zusammenhang trifft statisch besser zu. Der nächste Schritt, *Jutai*, ist jedoch ein markierter Gegensatz zu dem harten: *Ju* bedeutet weich – das ist dasselbe Wort wie in Judo und Ju-Jutsu.

Jutai ist das weiche Training, und es ergibt sich als völlig logische Folge des statischen Trainings. *Gotai* öffnet den Weg zu der weichen Methode, wird faktisch eine weiche Methode, je mehr man trainiert. Der harte Griff wird aufgeweicht und aufgelöst, die steife Position verwandelt sich in eine wogende Bewegung. In *Jutai* geschieht das nicht im Nachhinein, sondern schon von Anfang an. Man leitet die Aikidotechnik ein, bevor der Angriff vollendet ist, bevor der Griff voll und ganz um sein Ziel geschlossen wird. Wenn der Partner für seinen Angriff nach vorne geht, macht auch der Verteidiger den einleitenden Schritt in seiner Aikidotechnik. Nur in dem Augenblick, bevor der Angriff beginnt, stehen beide still.

Der erste Schritt ist die nach vorne gehende und gleichzeitig weggleitende Bewegung, *Irimi* oder *Tenkan*, *Omote* oder *Ura*. Auch in diesem Schritt sind die Richtung des Bauchs und die Hüftbewegung das Wichtige. Wenn die Hüfte gedreht wird, verschwindet man als Zielscheibe, ungefähr wie wenn eine Tür aufgeht, und man kommt neben dem Angreifer an, mit dem Bauch in seine Richtung weisend. Damit hat man einen unschätzbaren Vorteil – der Partner hat seine Kraft und seinen Bauch nach vorne gerichtet, in die Richtung, in der sich seine Zielscheibe zuerst befand, während der Verteidiger mit gutem Spielraum in der Sphäre des Partners ist und all seine Kraft auf diesen gerichtet hat. Der Partner benötigt einen vergleichsweise langen Zeitraum, um seinen Körper und seine Kraft umzulenken, und während dieser Zeit kann der Verteidiger tun, was ihm einfällt.

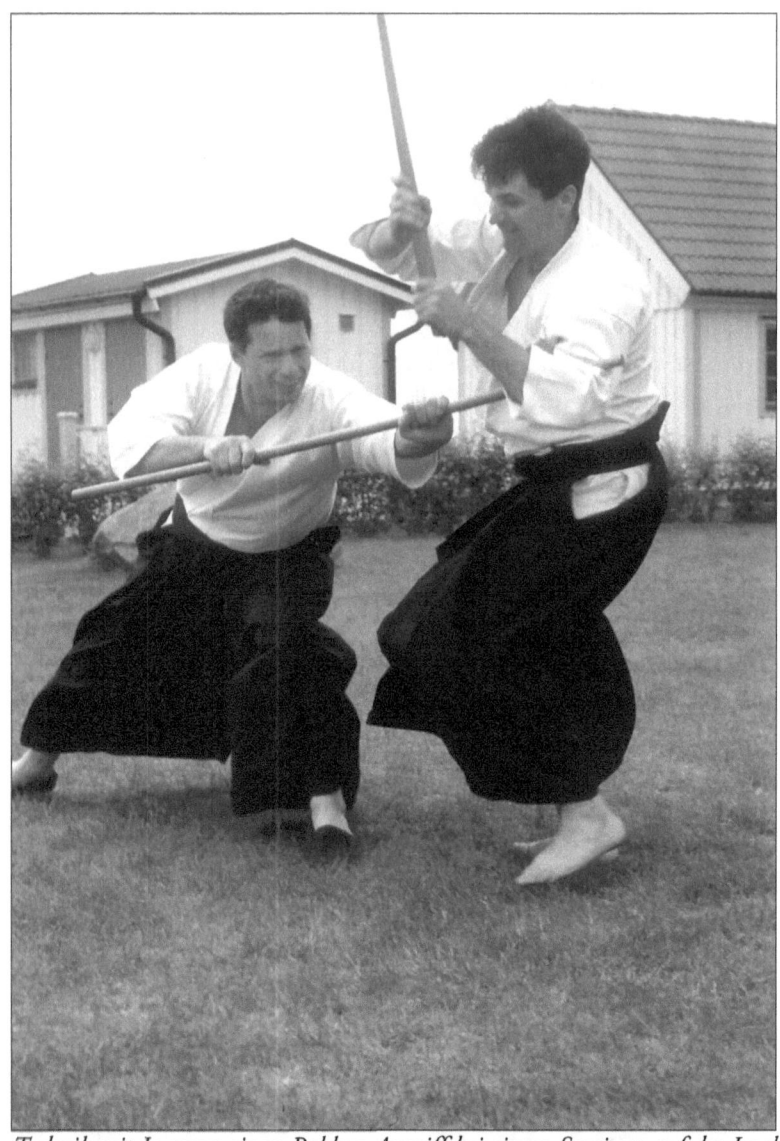

Technik mit Jo gegen einen Bokken-Angriff bei einem Seminar auf der Insel Ven, Schweden. Foto: Ulf Lundquist.

Das, was ihm einfällt, ist eine Aikidotechnik, die die Kraft des Partners in die falsche Richtung führt, dorthin, wo er keinen Schaden ausrichten kann, und ihn dann zu Fall bringt. Nur wenn der Partner seinen Kraftfluss aufzuhalten und die Bewegung zu stoppen vermag, hat er die Chance, in einer neuen Richtung zu attackieren. Die Aikidotechnik gibt ihm keine solche Chance. Was sie tut, ist, ihn in seinem Angriff weiterzuleiten, länger als er sich gedacht hat, ihn aber im Besitz einer Art Hoffnung zu lassen, sodass er in seinem Körper das Gefühl hat, dass er sich weiterhin in voller Fahrt befindet, um seinen Gegner zu besiegen – obwohl er keine Ahnung mehr hat, wie.

In *Jutai* gibt es nur zwei Momente des Stillstands – teils bevor der Angriff eingeleitet wird, wenn die Kontrahenten einander im korrekten Abstand *Maai* betrachten, und teils am Ende der Technik in einem Festhaltegriff oder nach einem Wurf, der den Partner zu Boden gebracht hat.

Was vor allem in *Jutai* geübt wird, ist *Taisabaki*, die Drehung des Körpers, die dazu führt, dass der Angriff sein Ziel verpasst. Gleichzeitig wird dadurch die Aikidotechnik eingeleitet. Im Vergleich zu *Gotai* hat man ganz einfach seine Hüftbewegung und damit seine Schritte zeitlich vorverlegt. Die Bewegung, die einem in *Gotai* erlaubte, sich aus dem harten Griff zu lösen, führt in *Jutai* dazu, dass der Griff niemals Halt bekommt.

Das ist die normalere Art, Aikidotechniken auszuführen, und außerdem wird es jetzt auch möglich, sich in der Verteidigung gegen Hiebe, Schläge und Fußstöße zu trainieren – so etwas ist natürlich unpassend aus einer statischen Position. Es führt auch automatisch dazu, dass man von einer schrittweisen Ausführung von Aikidotechniken wegkommt. Man bekommt immer mehr ein Aikido, in dem sämtliche Momente zusammenfließen und eine einzige, zusammenhängende Bewegung bilden. Damit nähern wir uns *Kinagare*.

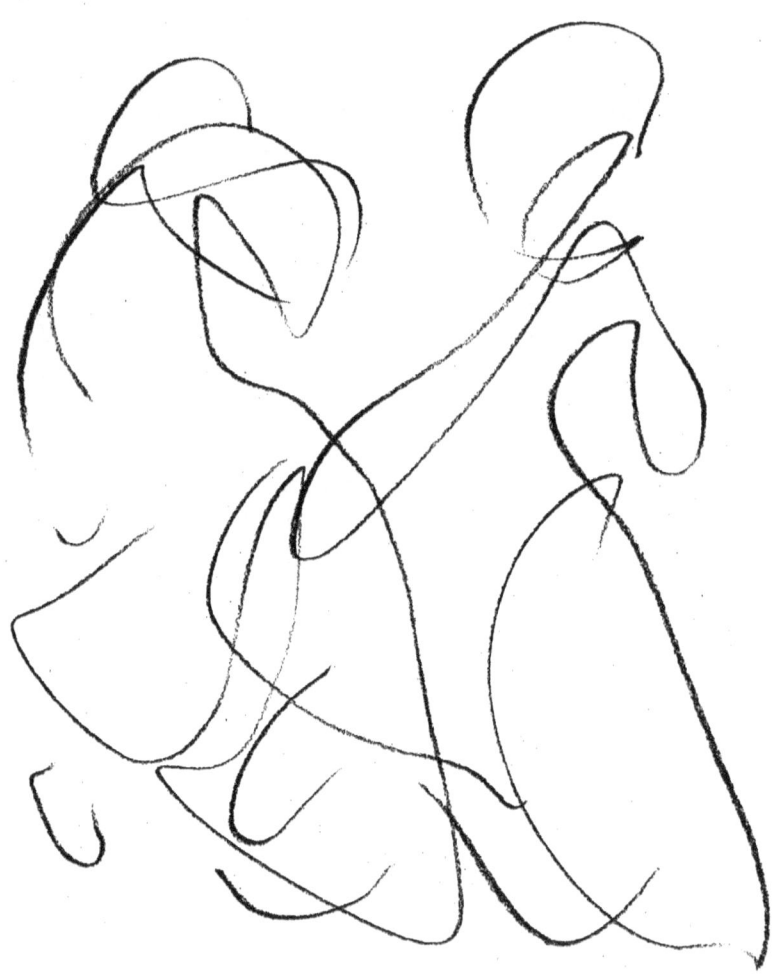

Aikido Zeichnung von Gisela Döhler, Malmö.

Kinagare – fließendes Training

Der scharfsinnige Leser hat bereits erkannt, dass der Unterschied zwischen dem harten, weichen und fließenden Training des Aikido nicht so viel mit der Ausführung der Techniken zu tun hat als mit deren Einleitung. Ganz richtig. *Gotai* beginnt, wenn der Griff des Partners ordentlich geschlossen ist, und *Jutai*, wenn der Angriff eingeleitet wird. *Kinagare* hat keinen Startpunkt.

Aikido will in keiner Weise in einer Selbstverteidigungssituation steckenbleiben, in einem Kampf zwischen zwei Willen. Ungeachtet, wie groß die eigene Überlegenheit ist, besteht das Risiko, dass man die Herausforderung annimmt und es am Ende des Kampfes einen bitteren Verlierer gibt, egal, wer das ist. Nein, im Aikido will man einen Zustand erreichen, der nicht von Aggression gestört, nicht von Herausforderungen erschüttert werden kann, der nicht vor Feindlichkeiten in Deckung gehen muss. Man trottet nur dahin, als wäre nichts geschehen.

Das ist *Kinagare* (oder *Ki No Nagare*, wie es auch geschrieben wird), ein ununterbrochener Fluss von *Ki*. Der angreifende Partner wird in diesen Fluss hineingezogen und weggeleitet, ohne dass der Verteidiger dafür seinen Kurs geändert oder Halt gemacht haben muss. Die Aikidotechniken werden auf dem Spaziergang ausgeführt, ohne erkennbare Einleitung oder Abschluss. Lediglich der Angreifer kann eine Art Startpunkt ausmachen – seinen eigenen Angriff.

Wenn es viele Angreifer gibt, wird es sowohl natürlich also auch notwendig, *Kinagare* auszuführen, das nicht bei jemandem stehenbleibt und keine vorhersehbare Strategie enthält. Gut durchgeführt sieht es unleugbar unterhaltsam aus: Der Aikidoka wandert planlos in einem Haufen von Angreifern herum, die sämtlich ihr Ziel verfehlen und in alle Richtungen fallen, wie Bowlingkegel bei einem Strike. Aber die Prinzipien des Aikido sind deutlich und in dieser Lage nicht so schwer anzuwenden –

schwerer ist es faktisch, einer der Angreifer zu sein, der Risiko läuft, von einem der seinen getroffen zu werden, und der zudem große Probleme hat, die Augen auf dem erwählten Opfer zu halten.

Bei *Kinagare* werden dieser natürliche *Ki*-Fluss und die Positionsveränderung des Körpers in ständigem *Taisabaki* trainiert. Dadurch, dass man nie fest auf einem Punkt bleibt, können die Angreifer sich nicht zu einem ordentlichen Angriff sammeln, dadurch, dass man sich in ständigem *Irimi* und *Tenkan* bewegt, kann kein einzelner Angreifer mit seinem Angriff Erfolg haben. Man bemerkt auch das Ausgeklügelte der Aikidotechniken – sie sind alle so ausgedacht, dass man sich sogar während ihrer Ausführung in unaufhörlichem *Taisabaki* bewegt, sodass die umgebenden Angreifer keinen Treffer landen können, während man mit ihrem Kumpel zu tun hat. Das war eine selbstverständliche Eigenschaft der Verteidigungskunst der Samurais, denn diese bereiteten sich für das Schlachtfeld vor, nicht nur für Duelle Mann gegen Mann.

Die gewöhnlichsten Techniken bei *Kinagare* sind Würfe, da diese schnell sind und nicht erfordern, dass man in irgendeiner Position verbleibt. Aber auch die Festhaltetechniken funktionieren, wenngleich etwas modifiziert, gegen mehrere Angreifer. Teils kann man sie in Würfe oder ein schnelles Zu-Boden-Bringen umwandeln, teils kann man mit ihnen den Partner steuern, sodass er im Weg seiner Kumpanen landet, und teils können selbst diese mit einer ununterbrochenen Abfolge von *Taisabaki* durchgeführt werden. Sämtliche Techniken bekommen jedoch mehr und mehr die Prägung von Fluss, Spiralen und Ellipsen, welche Wirbelwinden gleich die Angreifer zu Fall bringen, auch oft die, an die man nicht direkt Hand angelegt hat.

Selbstverständlich kann man *Kinagare* auch zu zweit trainieren, indem der Angreifer sich nach jedem Fall beeilt aufzustehen und erneut angreift. Der Verteidiger sollte sich die ganze Zeit in Bewegung befinden, besser auf den Partner zu als von ihm weg, sodass das Tempo gesteigert wird. Das kann eine ziemlich konditionsfordernde Trainingsform sein. Eine gelungene Methode, das Tempo zu steigern, ist *Kakari Geiko*, wenn mehrere

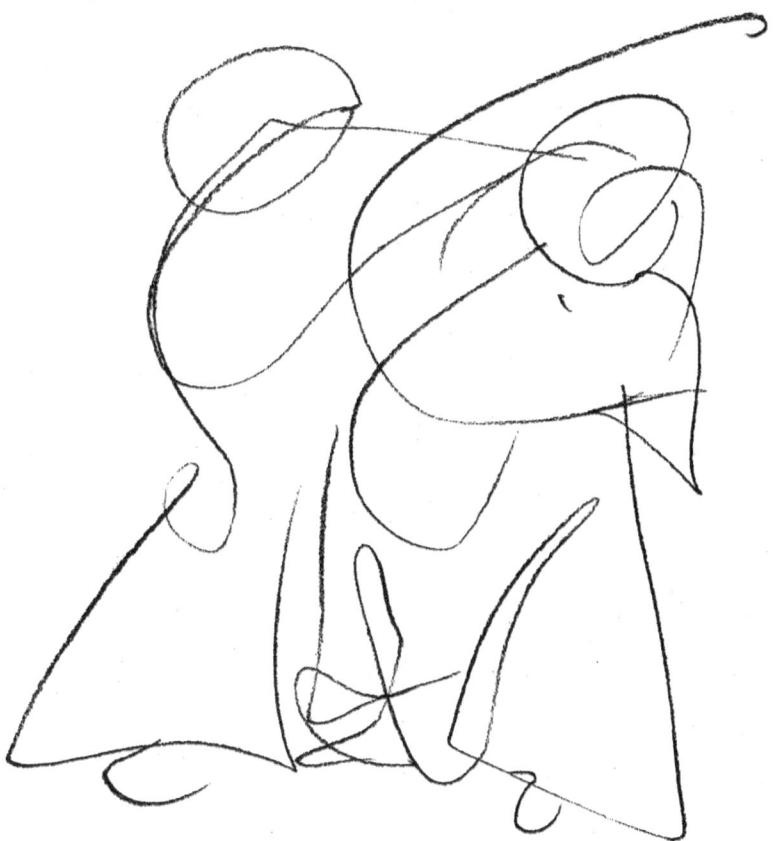

Aikido Zeichnung von Gisela Döhler, Malmö.

Die friedliche Kampfkunst

Angreifer in einer Reihe stehen und einer nach dem anderen nach vorne eilt, sobald der Verteidiger den vorhergehenden zu Fall gebracht hat – oder noch besser kurz bevor er noch dahingekommen ist. Durch ein solches Training lernt man auch, sich unmittelbar an das unterschiedliche Temperament, die unterschiedliche Größe und Stärke usw. der verschiedenen Angreifer anzupassen.

In dem hohen Tempo von *Kinagare* ist es unmöglich, seine Techniken mit Hilfe des Gehirns zu machen – das ist ein viel zu langsamer Befehlsgeber. Die Initiative muss in die Reflexe, in die Intuition und ins Gefühl verlegt werden. Man setzt seinen Fluss in Gang und lässt die Aikidotechniken dann diesen natürlich ausdrücken, diesem folgen, wie es kommt. Man kann das mit der Improvisation eines Musikers vergleichen, bei der das Gehirn weit hinter der Bewegung der Finger auf dem Instrument zurückbleibt.

Kinagare ist natürlich die Trainingsmethode, die dem Wesen des Aikido am nächsten liegt. Der Aikidoka soll sich ständig in diesem Fluss befinden, der automatisch zu Techniken führt, wenn jemand ihn angreift – und das unmittelbar, natürlich, so als wäre der ganze Verlauf vorbereitet und einstudiert. In Wirklichkeit ist es unmöglich, ein solches Aikido durch Vorbereitung und Einstudieren zustande zu bringen. Es muss unvorbereitet aus einem wachen und lebenden Zentrum geboren werden. Wenn es funktioniert, wie es soll, benötigt man immer weniger physischen Kontakt, um die Aikidotechnik durchzuführen, man wird eher zu einem Strom, in dem der Angreifer mitgerissen wird. Weder Grifftechniken noch Wurf erfordern physische Anstrengung oder dass man sich an seinem Partner festsaugt. Es fließt nur. Obwohl das wie eine unzuverlässige Selbstverteidigung wirkt, bevor man versteht, wie es vor sich geht, ist es der Weg zu einem richtig hinreißenden Aikido. Man sollte mit der Zeit mit seinem Partner mit der gleichen Leichtigkeit umgehen können, wie der Dirigent mit seinem Orchester – vielleicht am Ende aus derselben Entfernung.

Zanshin – der ausgestreckte Geist

Wenn man bei *Kinagare* wie ein Wirbelwind zwischen den Angreifern umherfährt, passiert es leicht, dass Umsicht und Fürsorge auf der Strecke bleiben. Die Angreifer werden weit umher und gegeneinander geworfen, Blessuren und Bitterkeit sind die Folge. Das ist nicht gut. Der wohlmeinende Aikidoka will seine Angreifer vor unnötigem Schaden schützen, er gibt sich damit zufrieden, ihnen einen besseren Weg zu zeigen als den Angriff, den sie sich selbst gedacht haben. Keiner soll zu Schaden kommen, alle sollen stattdessen eine Lehre ziehen und den Kampf als weisere, friedvollere Menschen verlassen.

Deshalb hört die Aikidotechnik nicht im und mit dem Wurf selber auf, sondern wird durch die ganze Bahn des Fallenden verlängert und dauert bei ihm an, bis er sich entscheidet, seine unfreundliche Gesinnung aufzugeben und wegzugehen. Die Aufmerksamkeit und der *Ki*-Fluss des Aikidokas umgeben und führen den Angreifer unaufhörlich während des ganzen Wurfs, sodass er fühlt, welche Bahn für seinen Fall die schonendste ist, und erkennt, welche Gesetze in der Sphäre des Aikidokas, in dessen Universum gelten.

Der Wurf im Judo geschieht im selben freundlichen Geist: Der Werfende hält den einen Arm des Fallenden so, dass dieser sicher auf der Seite landen kann und sein Kopf nicht auf dem Boden aufschlägt. Im Aikido hält man den Fallenden selten fest, aber will mit der Richtung seiner Bewegung und seinem *Ki* den besten Weg für den Fall weisen. Man will sozusagen nicht nur die Beine unter dem Angreifer wegziehen, sondern auch ein Kissen dahinlegen, wo er mit seinem Hinterteil aufkommt. Wenn sie richtig ausgeführt werden, ist es deshalb nicht so besonders unbehaglich, von den Würfen des Aikido erwischt zu werden, man fällt weich, und in den Festhaltetechniken wird man sanft umfangen.

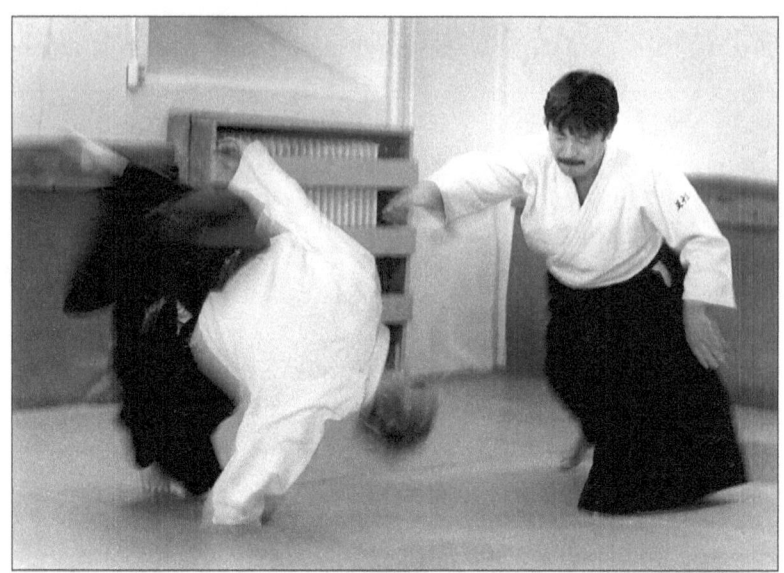

Kazuo Igarashi. Foto: Magnus Hartman.

Das kommt durch *Zanshin* zustande, den ausgestreckten Geist, ein Begriff, der vor allem im Karatedo betont wird, der aber auch im Aikidotraining Bedeutung hat. Das Wort besteht aus zwei Kanji, erstens bewahren und zweitens Herz oder Sinn, also, ein bewahrter Sinn, eine Konzentration, die nicht nachlässt.

Das Herz/der Sinn ist auf Japanisch *Shin* oder *Kokoro* und wird in ungeheuer vielen Zusammenhängen gebraucht – immer in einer Bedeutung, die sich von der westlichen darin unterscheidet, dass sie nichts mit dem Gefühlsleben zu tun hat, sondern mit Willenskraft, Sinnesstimmung, Geist. Mit *Zanshin* meint man, dass man den Kontakt mit dem Partner nicht verliert, wenn man den Wurf ausführt. Man verbleibt mit seiner Aufmerksamkeit beim Partner, selbst wenn kein Körperkontakt mehr besteht – ungefährt so, wie der Speerwerfer mit dem Blick den Flug des Speers verfolgt, bis dieser auf dem Boden auftrifft. Darin liegt natürlich ein kriegerischer Aspekt.

Der Verteidiger bewacht und kontrolliert den Angreifer bis zu dem Augenblick, da von diesem definitiv keine Bedrohung mehr ausgeht. Mit krafvollem *Zanshin* kann man den Angreifer sogar davon abschrecken, seinen Angriff zu erneuern.

Ebenfalls mit *Zanshin* kontrolliert man den Partner in einem Festhaltegriff. *Zanshin* ist die Kraft der Aufmerksamkeit und die Entschlossenheit, sein Zentrum zu zeigen und daran festzuhalten. Man fährt fort, den Partner mit seinem *Ki* zu umschwärmen und zu durchdringen, sodass es keine gangbaren Wege gibt als die, die man selbst abgesteckt hat. Bei einem Festhaltegriff wird der Partner also unbeweglich, nach einem Wurf ist er wie betäubt und hat es äußerst schwer, sich zu erheben – so als würde man über ihm stehen und ihn zu Boden drücken.

Die freundlichere Seite von *Zanshin* ist also auch praktisch. Dadurch, dass man seine Aufmerksamkeit über den Moment der Aikidotechniken hinaus verlängert, ist es schwerer, ihnen Widerstand zu leisten, und sie zeigen keine Blöße. Dadurch, dass man den Fall und die Landung des Partners mit dem Geist steuert, kann dieser seine Bahn nicht ändern, und dadurch, dass man *Zanshins* verlängerten Geist in Festhaltegriffen anwendet, werden diese solide, ohne dem Partner Schmerzen zufügen zu müssen.

Man kann sagen, dass *Zanshin* der klare entschlossene Geist ist, der den Partner erreichen und durchdringen soll – sowohl vor dem Angriff, sodass dieser kommt, wann und wie der Aikidoka wünscht, als auch während der Technik und danach. *Zanshin* ist das Verhältnis des Aikidoka zum Partner, und das soll sein wie das des Herrschers zum Untergebenen – aber eines milden Herrschers mit Fürsorglichkeit für seinen Untergebenen. Ein hochstehendes *Zanshin* ist keinesfalls bloß zum Schutz des Verteidigers da, auch der Angreifer wird davon in Obhut genommen und geschützt. Wenn das *Zanshin* eines Aikidoka zu reinem Wohlwollen geworden ist, glaube ich nicht, dass es länger möglich ist, ihn anzugreifen.

Uke – der geführt wird

Sicherlich sind es nur die Techniken des Verteidigers, die Aikido sind, aber die Rolle des Angreifers kann man dabei nicht vernachlässigen. Ebensowenig sind die Art und Qualität des Angriffs bedeutungslos. Aikido beinhaltet keine Angriffstechniken, es ist deshalb völlig natürlich, dass die Trainierenden die Übung in diesen und die Konzentration auf sie vernachlässigen. Aber schwache, halbherzige Angriffe führen zu schwachem und halbherzigem Aikido. Beide Rollen sind gleichwertig, da es sich im Aikido um Zusammenarbeit handelt, und darum, die angreifende Kraft zu leiten.

Der Angreifer wird *Uke* genannt, wie in dem Term für die Falltechnik – *Ukemi*. Das Kanji für *Uke* ist ein Zeichen, das bedeutet, entgegennehmen und empfänglich sein, und die darin enthaltenen Symbole zeigen eine Hand, die etwas gibt. Der Angreifer ist also der, der geführt wird, der empfängt. Der Verteidiger, derjenige, welcher führt, wird *Tori* oder *Nage* genannt – wie in *Nagewaza*, Wurftechnik. *Tori* bedeutet ganz einfach nehmen und wird lustigerweise mit Symbolen für eine Hand, die jemanden am Ohr greift, geschrieben – eine Handlung, die gleichwertig damit zu sein scheint, wie wir westlichen Menschen sie anwenden, und die daher andeutet, dass man ein erzieherisches Ziel verfolgt oder zeigen will, dass man berechtigt dazu ist. Es ist zu beachten, dass das Wortpaar also nicht geben und nehmen ist, sondern nehmen und empfangen, also haben *Uke* und *Tori* ähnliche Aufgaben im Aikidotraining – nur mit dem Unterschied, dass es *Tori* ist, der die Initiative hat, obwohl es *Uke* ist, der mit seiner Attacke einleitet. Man soll also im Aikido zusehen, dass man die Initiative übernimmt, nicht um zu siegen, sondern um zuzusehen, dass beide etwas lernen. Da das so viel mehr bedeutet als nur Leute herumzuwerfen, ziehe ich das Wort *Tori* dem Wort *Nage* vor, obwohl beide im Aikido angewendet werden.

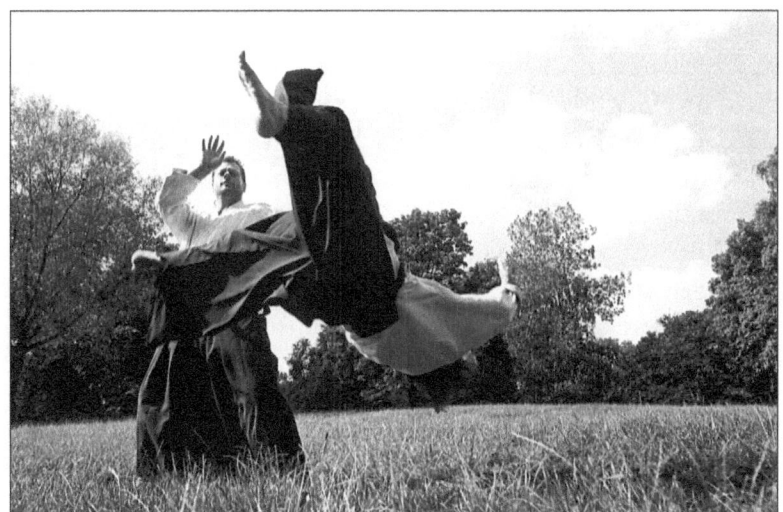

Åke Bengtsson, Stockholm. Foto: Magnus Hartman.

Tori hat die Rolle des Friedvollen, der den Angriff ruhig erwartet und ihn so angenehm neutralisiert, wie er es vermag. Die Rolle des Angreifers ist natürlich eine ganz andere. Er soll mit voller Konzentration und Geschicklichkeit angreifen. Ein minderwertiger Angriff gibt schlechtes Training und schafft Disharmonie in der Ausführung der Aikidotechniken.

Es ist wirklich nicht leicht, ein guter *Uke* zu sein. Man muss lernen, eine lange Reihe Angriffstechniken zu beherrschen, *Kogekiho*, die in der Regel von den anderen Budoarten entliehen sind – etwa die Schläge und Fußtritte des Karatedo, die Schwertformen des Kendo und die Griffe des Judo. Es reicht nicht, diese Techniken lässig anzudeuten, nur weil man weiß, dass man sowieso scheitert und geworfen wird. Das geht gewöhnlich gut, wenn man eine Technik das allererste Mal übt, aber schon wenn der *Uke* sich erhebt, um ein zweites Mal anzugreifen, hat sich sein Angriff etwas verändert. Er weiß, welche Technik ihn erwischen wird, und verändert seinen Angriff unbewusst ein wenig – entweder um die Durchführung der Aikidotechnik zu verteidigen, oder um sie leichter und angenehmer zu machen. Leider wird das Training von diesem Augenblick an ein wenig verfälscht.

Aikido baut nicht so sehr auf Physiologie – vorgestreckte Fäuste oder heranstürmende Körper – wie auf Energien und Gesetze innerhalb des körperlichen Ausdrucks. Deshalb ist es am wichtigsten, dass der Geist im Angriff der richtige ist. Der *Uke* muss den Geist des Angreifers annehmen und ihn voll und ganz ausleben. Sein Schlag strebt danach, den Verteidiger zu treffen, sein Griff danach, ihn festzuhalten – genau wie im wirklichen Kampf. Es ist selbstverständlich, dass er trotzdem denselben Typ von Vorsicht zeigt wie *Tori* es seinerseits tut, sodass sie Verletzungen vermeiden.

Der *Uke* soll sich anstrengen, sich in seinem Angriff zu benehmen wie ein großartiger Samurai – vorwärts gehen mit *Tanden*, mit dem *Ki*-Fluss und mit Entschlossenheit. Aikido ist so ausgedacht, dass es beim allerbesten und allergeschicktesten Angriff, beim schwersten Herausforderer funktioniert. Deshalb gibt der *Uke* nur dann, wenn er sein Äußerstes tut, um all das zu werden, dem *Tori* die Chance, seine Technik zu solchem Können zu feilen.

Der *Uke* muss sich die ganze Technik hindurch so verhalten, als führte er wirklich einen Anfall gegen einen Feind aus. Viele trainieren so, dass sie einen kraftvollen Angriff machen und dann völlig abschalten, sobald der *Nage* seine Aikidotechnik einleitet. Es ist, als würde man leblose Dinge werfen oder in einem Festhaltegriff zu Boden führen. Das ist nicht natürlich. Der Angriffswille des Angreifers soll die ganze Technik hindurch fortgesetzt werden, sodass es für den *Uke* möglich ist, sich zu befreien und den Angriff sofort zu erneuern, wenn der *Nage* während des Verlaufs einen Fehler macht. Das klingt wie ein aggressives Spiel, aber das ist genau das, wozu die Aikidotechniken da sind und womit sie am besten umgehen können, und so ist das faktisch der Weg zu den weichsten, angenehmsten Techniken.

Ein tauglicher Angriff folgt denselben Prinzipien wie die Verteidigungstechniken des Aikido. Das Körperzentrum, *Tanden*, ist die Basis für die Ausführung, und *Ki* ist die Energie, die die eigentliche Attacke durchführt. Der *Uke* soll nach gutem Gleichgewicht und guter Kontrolle streben, den Bauch in die Richtung wenden, in die er sich bewegt, und nie die Konzentration verlieren. Er soll versuchen, die Initiative zu behalten – angreifen, wo er kann, und sich schützen, wo er sich bedroht fühlt.

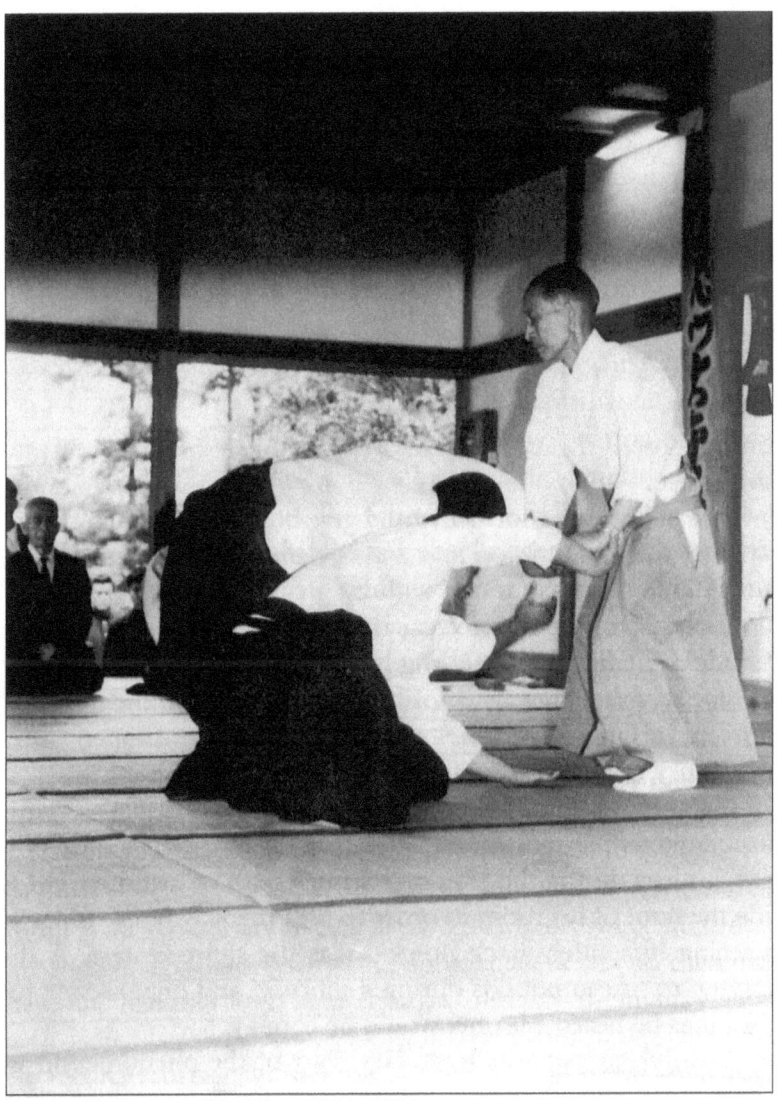

Doshu Kisshomaru Ueshiba, 1921-1999.

Der dem Anschein nach einfachste aller Angriffe, der Griff um ein Handgelenk des Verteidigers, ist genauso fordernd und komplex wie jeder andere Angriff. Der *Uke* soll einen schnellen Schritt gerade nach vorn machen und das Handgelenk des *Nage* in einem festen Griff schnappen, der den *Tori* sowohl davon abhält, die Hand wegzuziehen, als auch davon, seinerseits anzugreifen. Der Griff ist selbstverständlich Attacke und Verteidigung, und der Angreifer kann ihm natürlich einen Schlag mit der freien Hand folgen lassen.

Jemanden greifen heißt, ihn mit seinem eigenen Zentrum zu verknüpfen, ungefähr so, wie wenn man einen Hund an der Leine hält. Man steht fest und strebt danach, mit dem Griff eine gute Kontrolle über den Körper und die Bewegungen des anderen zu haben. Genau wie in der Schwertposition *Chudan Kamae* hält man seinen Griff vor dem Bauch in der Höhe von *Tanden* und sollte den Arm des anderen so leicht manövrieren können wie das eigene Schwert in *Chudan Kamae*. Ja, den Partner zu greifen ist ungefähr dasselbe, wie ein Schwert zu halten. Der kleine Finger ist am wichtigsten und schließt sich am stärksten um das Handgelenk, das Gleichgewicht und die Kraft im Griff gehen von *Tanden* aus. Und man soll jederzeit schnell sowohl seine eigene als auch die Position des festgehaltenen Arms verändern können.

Wenn der Verteidiger versucht, sich freizuschlagen, kann sein Arm leicht nach vorne geführt werden und den Schlag blockieren, wenn der Verteidiger reißt und zieht, um loszukommen, soll er nur noch fester sitzen und selbst seine Balance verlieren. Der Angreifer strebt mit diesem Angriff danach, den anderen in seine eigene Sphäre, in sein eigenes Universum zu führen. Das wird keinesfalls mit steifen, angespannten Muskeln erreicht, sondern durch Entspannung und einen konzentrierten Geist. Da kann es richtig heikel für den *Nage* werden, sich loszumachen, er muss den harmonischen Weg finden.

Während des ganzen Verlaufs der Aikidotechniken fährt der Angreifer damit fort, nach dieser Kontrolle zu streben, er richtet sein Zentrum so gut er kann gegen den Angegriffenen. Wenn man die Aikidotechnik in ruhigem Tempo ausführt, kann das gekünstelt wirken, aber sobald man gelernt hat, Aikido in der natürlichen Geschwindigkeit auszuführen, merkt man, dass es das einzig mögliche ist. Aikido funktioniert so, dass der Angreifer seinen Angriff nicht abbrechen kann, bevor die Technik ihr Ende erreicht hat.

Allgemein nützt Aikido, mit fortschreitendem Training immer raffinierter, den offensichtlichen Umstand aus, der für jeden

Angreifer gilt – er muss während seines Angriffs damit rechnen, dass auch er verwundbar ist. Wer danach strebt, einem anderen zu schaden, riskiert, selbst Schaden davonzutragen. Er will sich deshalb ebenso schützen, wie er gewinnen will, sich verteidigen ebenso wie angreifen. Viele Aikidotechniken bauen ganz einfach auf den grundlegenden Kampf von Körper und Geist ums Überleben, auf den Instinkt, sich zu schützen, der jeden bewussten Willen und jedes einstudierte Bewegungsmuster übertrifft. Selbst der furchtloseste Kämpfer hat Reflexe, die in ihm zucken, wenn empfindliche Teile seines Körpers bedroht werden, und lässt sich daher von dem Angegriffenen manipulieren. Aber diese Reflexe lassen sich nur anwenden, wenn der *Uke* so konzentriert in seinem Angriff ist, wie er es wäre, wenn der Angriff in echter Böswilligkeit gründete. Der *Uke* muss also in seinem Angriff dieses Gefühl nachempfinden. Nicht so, dass er mit rabiaten Attacken vorstürmt, denn das führt nur zu Schäden und einer unlustigen Atmosphäre im Training. Er erreicht das stattdessen dadurch, dass er sich auf seine Attacke konzentriert und zu vergessen versucht, was der Verteidiger zu tun gedenkt, wie oft sie auch dieselbe Sache gemacht haben.

Das Training mit einer solchen Einstellung ist eine wirkungsvolle Methode, um den Geist von Gedanken zu leeren, ein Weg zur Leere und Reinheit des Budo. Außerdem wird das Wechselspiel des Aikidotrainings zwischen Angriff und Verteidigung ein ausgezeichnetes Training darin, sein *Ki* zu lenken und sein Temperament zu steuern. Im einen Augenblick soll man *Uke* sein – ein kraftvoller, überwältigender Angreifer – und im nächsten *Nage*, ein friedlicher folgsamer Verteidiger. Das öffnet die Tür zu einer großen seelischen Ruhe.

Keiko – trainieren, trainieren, trainieren

Ich habe wohl früher hier an der einen oder anderen Stelle zumindest angedeutet, dass ein Buch über Aikido nie eine Vorstellung vom Training geben kann, oder auch nur von einzelnen Aspekten von Aikido und dessen Inhalt. Das Buch kann von Wert sein als Einführung für den, welcher sich fragt, was Aikido sein kann, riskiert dabei aber, ein wenig irreführend zu sein, da es nicht das Erlebnis des Trainings vermitteln kann. Das Buch kann auch eine Nebenbeilektüre für den wissenshungrigen Aikidoausübenden sein – und in diesem Fall besteht das Risiko, dass er dem Denken eine Sonderstellung einräumt, in gewisser Hinsicht dem physischen Training übergeordnet. Nichts könnte falscher sein.

Japanische Lehrer pflegen auffällig restriktiv zu sein, wenn es darum geht, über die Philosophie und die Prinzipien des Aikido zu sprechen, und ebenso können sie oft auf direkte Fragen, was das und jenes wohl bedeuten kann oder warum man etwas so oder so macht, ganz einfach ungefähr antworten, dass „es nur darum geht zu trainieren". Es liegt ein Gedanke darin, um nicht zu sagen eine ganze Philosophie. Der Mensch ist ein ganzes Wesen – Intellekt und Körper sind nicht isoliert voneinander, ebensowenig ist der eine ausgeschaltet, wenn der andere arbeitet. Wenn wir trainieren, gibt es die ganze Zeit Gedanken, die analysieren, deuten, forschen, Schritt für Schritt verstehen. Aber wenn wir lesen oder auf unseren Hinterteilen sitzen und Aikido erörtern, hat der Körper nichts zu tun – er wird ausgeschlossen, kann mit nichts anderem beitragen als dem trainingslüsternen Jucken, das jeder Aikidoausübende kennt und schon am Tag nach einer Trainingsstunde erlebt. Deshalb gibt es immer mehr zu trainieren, auch wenn die abstraktesten und theoretischsten Gedanken über Aikido den Geist beschäftigen.

Keiko ist das japanische Wort für Training, das in allen Budoarten verwendet wird. Es wird mit zwei Kanji geschrieben, die

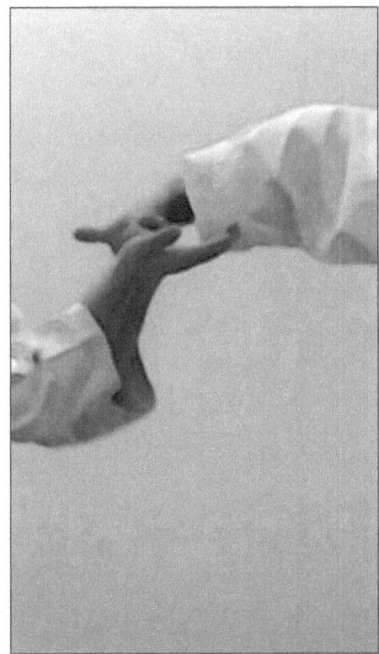
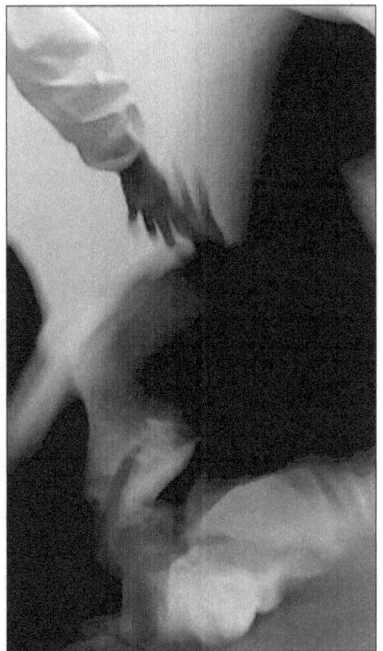
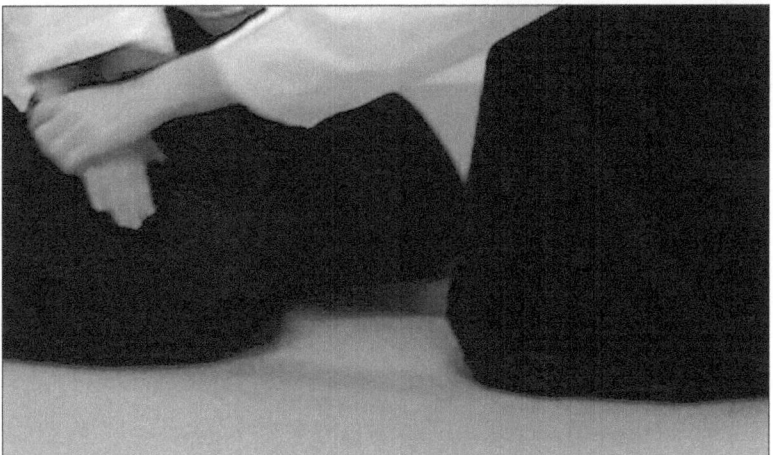

Nahaufnahmen in Enighet. Fotos: Stefan Stenudd.

gemeinsam ganz einfach eben als Training oder Studium übersetzt
werden, aber mehr erfährt man – wie so oft bei Kanji – wenn
man diese Schriftzeichen etwas näher betrachtet. Das erste bedeutet nachdenken oder sich erinnern, und das andere bedeutet alt,
etwas, das es lange gegeben hat. Man soll über das Alte nachden-

Die friedliche Kampfkunst   161

ken, über die Tradition kontemplieren. Also ist es so, dass das Wort, obwohl es gerade auf physisches Training angewendet wird, in seiner Etymologie ganz klar auf den Gedankenprozess abzielt. Mit anderen Worten wird unterstrichen, dass man eben durch das physische Training in den großen Gedanken Klarheit gewinnen kann.

Natürlich haben auch theoretische Studien ihren Platz, wenn nicht aus anderem Grund, dann weil unsere Neugierde – der beste Wegführer, den wir in diesem Leben bekommen haben – uns dahin leitet. Wir dürfen nur nicht vergessen, dass es zuallererst in und mit dem Training im Dojo ist, dass solche Einsichten und solches Wissen sich zusammenfügen und ihren Ausdruck finden. Erst da werden sie begreiflich.

Takemusu – grenzenlose Improvisation

Das heutige Aikido ist gut organisiert, mit einer Hierarchie, mit Regeln für Kyu- und Danprüfungen, samt eines Systems von Grundtechniken, die auf eine ziemlich festgelegte Weise ausgeführt werden sollen. Aber diese schmucke Ordnung ist nicht Morihei Ueshibas Werk. Mit Politik und Organisatorischem wollte er sich nie befassen. Prüfungen führte er spontan durch, fast aufs Geratewohl – sogar für die höchsten Dangrade. Ebensowenig baute er ein System von Grundtechniken auf – es ging meistens so zu, dass er hier und da während der Trainingsstunden sagen konnte: „Das hier ist eine Grundtechnik im Aikido." Und sofort machten seine Schüler Notizen.

Für Morihei Ueshiba war Budo etwas ganz anderes als die weltliche Ordnung. Die Geheimnisse des Budo – und er war lange sehr zurückhaltend mit ihnen – sollten nur von Lehrer zu Schüler mittels des praktischen Trainings im Dojo übertragen werden. Anderes hatte keine Bedeutung. Von irgendeinem besonderen pädagogischen System konnte auch nicht die Rede sein, da Aikido Ueshiba zufolge nichts anderes ist als der schöne Ausdruck für einen reinen Geist und göttliche Prinzipien. Die Techniken hatten für ihn keinen anderen Wert denn als Verbindungsglieder zu diesem höheren und inneren Wesen, warum also eine große Sache aus ihnen machen? Aikido soll absolut nicht bei einer Anzahl fester Würfe und Festhaltegriffe stehen bleiben – im Gegenteil, es muss *Takemusu* werden, eine grenzenlose Kampfkunst, die im Jetzt geboren wird. Improvisation.

Takemusu besteht aus zwei Worten. *Take* ist genau dasselbe wie *Bu* in Budo, Kampfkunst, und *Musu* bedeutet ungefähr gebären, schaffen sowie Geburt und Schwangerschaft. Man kann den ganzen Ausdruck gut mit kreative Kampfkunst übersetzen. Die Kreativität beinhaltet grenzenloses Anpassungsvermögen und Variation. Dafür reicht natürlich keine wie auch immer große

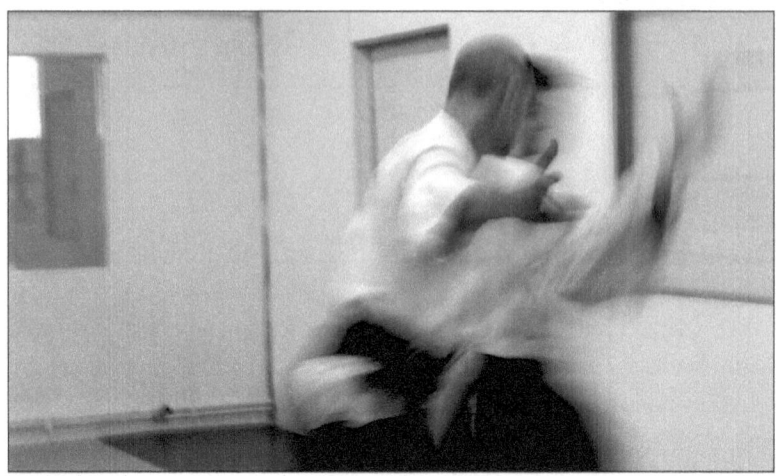

Mikael Eriksson. Foto: Anders Heinonen.

Anzahl von Grundtechniken. Aikido soll im Augenblick geboren, aus ihm heraus improvisiert werden, sodass es sich nie um ein wiederholtes, vorhersehbares Muster handelt.

Die Grundtechniken sind vor allem Übungen darin, sein Zentrum zu finden und sein *Ki* in Bewegung zu bringen. Wenn man Aikido eine Zeit lang trainiert hat, merkt man immer häufiger, wie neue Wege für die Techniken möglich werden. Das verlockt zum Experiment. Man fühlt in sich selbst eine konstante Beweglichkeit und Bewegung, die in *Tanden*, im Zentrum des Körpers, gründet, und wenn man ihr Ausdruck verleiht, so enstehen auf ungezwungene Weise Aikidotechniken. Manchmal werden sie genau wie die Grundtechniken, und manchmal so anders, dass man keine Ahnung hat, wie man sie nennen soll.

Leider tendiert die geordnete Form des Aikido für Training und Prüfung dazu, dieser Spontaneität und Improvisation entgegenzuwirken. Man sollte selbstverständlich die Grundlagen trainieren, sodass man sie beherrscht, und damit auch danach fortfahren, sodass man sie immer mehr verfeinert. Aber man muss sich auch von ihrem Muster freimachen. Variation und voraussetzungslose Entdeckungsfahrten! Ein Weg, diese Kraft der Phantasie in seinem Aikido zu stimulieren, ist, dass man mehrere Variationen der Grundtechniken ausprobiert. Erfahrene Aikidolehrer können etliche Variationen von jeder beliebigen

Grundtechnik zeigen, aber es ist äußerst lästig zu versuchen, sie sich alle zu merken. Man probiert sie aus und dann vergisst man sie. Ein anderes Mal sollen sie natürlich wiedergeboren werden, als Improvisationen und plötzliche Einfälle, und auf dieselbe Weise sollen während des Trainings weitere Varianten auftauchen.

Man muss vorsichtig sein damit, sein Aikido zu auswendig zu lernen und zu planen, so etwas entwickelt sich schnell zu Bürden und Begrenzungen. Stattdessen muss man es wagen, darauf zu vertrauen, dass *Tanden* alles beinhaltet, man muss es vortreten lassen, wenn der richtige Moment da ist. Wenn man den Kopf von Gedanken leert und auf seine innere Kapazität vertraut, soll so vieles sich zeigen, dass man bald selbst seine größte Überraschungsquelle und sein bester Lehrer wird.

Einige Aikidolehrer sind so entzückt von den Variationen, die sie selbst schaffen oder von ihren früheren Lehrern mit sich tragen, dass sie sie genau systematisieren und auswendig lernen – und sie mit demselben Ernst und derselben Sorgfalt lehren wie die Grundtechniken. Ich glaube nicht, dass das so viel mit *Takemusu* zu tun hat. Was gewinnt ein Musiker dadurch, dass er seine Improvisationen notiert und dann genau einübt? *Takemusu* ist von seiner Natur wie *Ki*: Lass die Ideen so schnell dahinfahren, wie sie gekommen sind, und es werden mehr. Es ist der Fluss, der wertvoll ist.

Als Morihei Ueshiba von *Takemusu Aiki* sprach, wollte er darauf hinaus, dass der harmonische Weg des Aikido auf natürliche Weise eine unerschöpflich innovative Kampfkunst gebiert. Der gemeinsame Geist zwischen *Uke* und *Nage* in *Aiki* führt zu einem grenzenlosen Budo. Nur dadurch, dass man den einleitenden Schritt *Irimi* oder *Tenkan* macht, an der angreifenden Kraft des Partners vorbei und doch im Rhythmus mit ihm, öffnet sich sofort eine Lösung für den Verteidiger. Die Technik, die ihm einfällt, wird sowohl effektiv als auch weich. Das Prinzip des *Aiki* und der folgsamen Bewegung wird ein Tor, das eine Welt von Möglichkeiten eröffnet.

Nen – eins mit dem Augenblick

Der Begriff im Aikido, der vielleicht am schwersten zu verstehen und zu erklären ist, ist *Nen*. Daran kann es liegen, dass sowohl in Büchern als auch in der Unterweisung wenig darüber gesprochen wird. Ich will es trotzdem versuchen.

Das Zeichen für *Nen* ist aus zwei Wörtern zusammengesetzt – teils *Ima*, das für das Jetzt steht, und teils *Shin* oder *Kokoro*, das für Herz und Geist steht. In der westlichen Symbolik wird das Herz gewöhnlich als Wohnstatt der Gefühle beschrieben, aber in japanischer Perspektive sind es der Wille und der Geist, die dorthin gehören. Der Unterschied ist eigentlich nicht so unüberwindlich. Den Weg des Herzens zu gehen, was ein europäisches Ideal ist, auf das zu vertrauen, was das Herz sagt, kommt der japanischen Vorstellung viel näher. Wille, Vorsatz und Streben sind Ausdruck des Herzens. Mit einem reinen Herzen geht man geradewegs und ohne Bedenken nach vorne, ohne abgelenkt werden zu können.

Nen, der zusammengesetzte Begriff, kann in die Alltagssprache mit Wahrnehmung oder Idee übersetzt werden, ein Anstoß oder Einfall, plötzlich auf etwas kommen. Der Geist befindet sich im Jetzt, dem Augenblick des Willens. Das Herz ist angefüllt von einem einzigen Ziel. Die Zusammensetzung von *Nen* mit anderen Worten in unterschiedlichen Begriffen gibt mehr Leitfäden in die Hand. *Sennen* bedeutet Hingegebensein, von etwas angefüllt sein. *Nenriki* bedeutet Willensstärke. *Nenjiru* bedeutet Gebet, *Neniri* Sorgfalt und *Nengan* innerster Wunsch, so wie auch *Ichinen*. Es geht also stets um Willen und mentale Einstellung.

Im Aikido wird die Bedeutung des Worts verlängert und vertieft, sodass es eine Richtschnur für die innere Einstellung wird, dafür, wie der Geist im Training funktionieren soll. Es handelt sich in erster Linie darum, sich aus vollem Herzen auf nichts an-

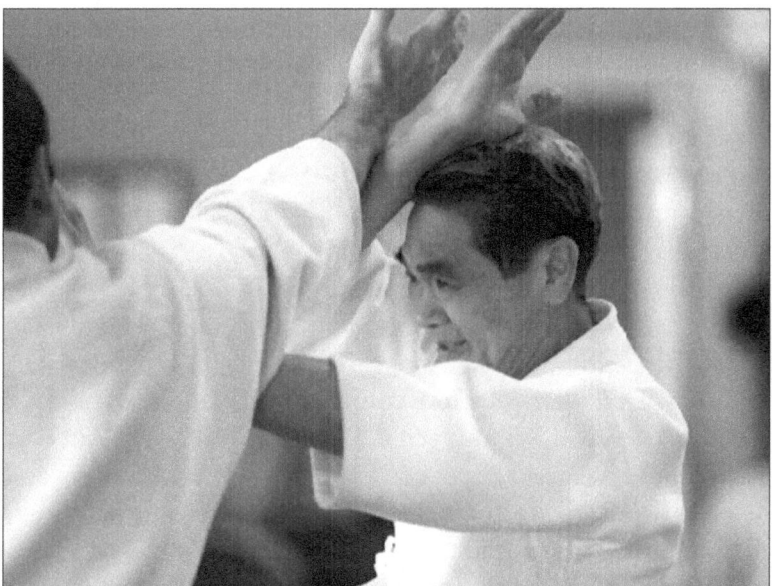

Shoji Nishio während eines Seminars in Enighet, dem Dojo des Autors in Malmö, Schweden, 1996. Foto: Ulf Lundquist.

deres als auf eben das zu konzentrieren, womit man gerade zu tun hat. Man soll mit seiner ganzen Aufmerksamkeit und allen Sinnen völlig auf das eingestellt sein, was vor einem liegt, das, wo man gerade mittendrin ist.

Auch wenn der Begriff *Nen* sich schwer zugänglich zeigt, so ist er trotz allem nicht genauso schwer zu begreifen wie auszuführen. Genau wie in der Meditation merkt man schnell in seinem Training, wie viele unwillkommene Dinge sich einem aufdrängen und die Konzentration stören. Die fünf Sinne scheinen mit dem Gehirn zusammenzuarbeiten, um die Übung zu stören. Sie müssen gereinigt und gezügelt werden, genau wie man im *Kiai* all seine Energie in einer einzigen Bewegung sammelt. Aber den Geist beim Aikidotraining rein und fokussiert zu halten, ist bloß eine Negation und keineswegs das, was *Nen* beinhaltet. Wenn der Geist auf diese Weise konzentriert wird, entwickelt *Nen* sich bald zu einem Wissen, einem Instinkt und einer Gewissheit, die Aikido mit der Eleganz der unerschöpflichen Selbstklarheit gebiert. Man braucht nicht zu denken und zu analysieren, nicht sich vorzubereiten oder zu bearbeiten. Es kommt automatisch.

Kinder funktionieren oft so mit ihrem Wissen und ihrem Denken. Fragt man das mathematisch begabte Kind, wie es eine Rechnung löste, so lautet die Antwort oft: „weil es so ist" oder „ich wusste das einfach". Mit reinem Geist und einer Konzentration auf den Augenblick und die Aufgabe kommt die Antwort oft genauso schnell und selbstverständlich, als hätten die Engel sie einem ins Ohr gewispert.

Vielleicht beschäftigte den griechischen Philosophen Platon dieser Umstand, als er sagte, dass der Mensch mit allem Wissen im Inneren seines Hirns geboren wird – er muss sich nur daran erinnern. Da ist *Nen* der Zustand der Erinnerung, wenn man nicht mehr in den Windungen des Gehirns nach einer Antwort suchen muss, seinen Körper nicht mehr ausprobieren muss, um den richtigen Schritt, die richtige Bewegung zu finden. Es fügt sich unmittelbar, natürlich.

Man muss nicht so wahnsinnig lange trainiert haben, um Beispiele für deutlich geschärfte Wahrnehmung und erhöhtes Reaktionsvermögen zu erleben. Ein Angriff, der anders wird als man sich vorgestellt hat, führt ganz automatisch zu einer anderen Verteidigungstechnik als der, auf deren Ausführung man sich eingestellt hatte. Selbst Angriffen ganz ohne Vorwarnung kann man auf diese Weise entkommen, ohne eine Ahnung davon zu haben, wie es zuging. *Nen* verleiht ein Vermögen, das man sehr gut mit dem vergleichen kann, was wir „sechster Sinn" nennen. Man vermag mehr als man geahnt hat, nimmt Dinge wahr, für die Augen und Ohren fast nicht ausreichen. Und das wird keinesfalls mit der Kraft und Schärfe des Gedankens erreicht – im Gegenteil setzt es voraus, dass man seinen Geist vom Willen und von Voraussetzungen leert, und so unbeschrieben wird wie das neugeborene Kind.

Morihei Ueshiba erzählte, dass er mit der Zeit einen sechsten Sinn bekam, der praktisch wie ein Radar funktionierte. Wenn ein Angreifer seinen Ausfall machen wollte, nahm Ueshiba eine Art weißen Funken wahr, der dem Angriff voranging. Er hatte deshalb ausreichend Zeit, um zu entkommen. Dann spielte es keine Rolle, ob der Angreifer sich außer Sicht- und Hörweite befand. Der weiße Funke gab immer eine Vorwarnung.

Man kann das auch wie ein Jucken oder Kitzeln im Körper auffassen, wenn man bedroht wird – auch wenn die Bedrohung nicht über einen Einfall im Geist des Angreifers hinausgekommen ist. Wenn man zufällig eine Blöße zeigt, fühlt es sich an wie ein Kitzeln in dem Teil des Körpers, der nicht geschützt ist. Um diese Sensibilität zu erreichen, muss man den Lärm seines Gehirns dämpfen, sodass man die schwachen Signale vernehmen kann.

Man leert das Gehirn von Gedanken, vertraut auf das innere Vermögen und sammelt sich in seinem Zentrum.

Morihei Ueshiba meinte, dass *Nen* eine Verbindung zwischen dem Menschen und dem großen Ganzen wird, sodass es nicht länger etwas ist, das außerhalb des Fassungsvermögens liegt. Es ist das Einswerden mit dem Universum, mit dem Natürlichen. Deshalb muss man ohne Ziel trainieren, ohne Selbsteingenommenheit oder vorgefasste Meinungen.

Wer seine Ambitionen nicht wegwerfen kann, wird die ganze Zeit von ihnen gestört und gehemmt. Es ist nur der Voraussetzungslose, der akzeptieren kann, was auch immer ihm auf seinem Weg begegnet, und der sich ihm ohne Schwierigkeiten fügen kann. Wenn er den Geist leer macht, so hat er Platz für alles, was ihm begegnet, und kann die allerschwächsten Signale vernehmen. So bedeutet *Nen* den Geist leeren, die Gedanken wegwerfen und Aikido im Moment entstehen lassen – so als hätte es dieses vorher nicht gegeben, so als hätte es vorher überhaupt nichts gegeben.

Kototama – die Seele der Wörter

Es gibt einen amerikanischen TV-Dokumentarfilm von 1958, der „Rendez-vous with Adventure" heißt, in dem zwei korpulente Herren mit Cowboyhüten das Hombu Dojo, das Aikidohauptquartier in Tokio, besuchen. Sie sind rund um die Erde auf der Jagd nach großem Abenteuer für richtige Kerle und werden neugierig auf diese merkwürdige Kampfkunst und ihren alten Begründer. Zu der Zeit war Morihei Ueshiba etwa 75 Jahre alt, was ihn nicht daran hinderte, mit einem der hochgewachsenen Amerikaner eine Weile herumzutanzen. Bei einem Tischgespräch fragen die TV-Männer, was sich eigentlich hinter Aikido verbirgt, welche Prinzipien dessen Grundlage ausmachen und wie der alte Mann, knapp halb so groß wie sie, solche Großtaten vollbringen kann. Ueshiba weist auf einen gezeichneten Kreis auf dem Tisch vor ihnen und sagt, dass jeder Kreis ein Zentrum haben muss – sonst kann man ihn nicht zeichnen. Aha, murmeln die Amerikaner verwirrt.

Dann erzählt Ueshiba nur von *Kototama* (oft *Kotodama* geschrieben). Der arme Koichi Tohei, der zu der Zeit Ueshiba zu assistieren pflegte, tut, was er kann, um in sein mageres Englisch zu übersetzen. Schließlich gibt Ueshiba eine Probe der Lautmystik, die Kern des *Kototama* ist, und spricht einen langen Vokallaut aus, während er mit seinem Fächer ein Kreuz in die Luft vor sich zeichnet. *Kototama* war wirklich der subtile Kern in Osenseis Aikido, und er konnte seinen Schülern lange Vorträge über den Gegenstand halten, die meist nicht viel mehr begriffen als die amerikanischen TV-Journalisten. Glücklicherweise stellte er nie die Forderung an sie, sich in die Lehre zu vertiefen, so wie er selbst es getan hatte. Im Gegenteil sah er es nicht gern, wenn Schüler es ihm in seinen geistigen Übungen gleichtun wollten und unterbrach sie mit den Worten: „Mach mich nicht nach!"

	N	Y	R	M	K	S	T	H	
I	NI	YI	RI	MI	KI	SI	TI	HI	WI
E	NE	YE	RE	ME	KE	SE	TE	HE	WE
A	NA	YA	RA	MA	KA	SA	TA	HA	WA
O	NO	YO	RO	MO	KO	SO	TO	HO	WO
U	NU	YU	RU	MU	KU	SU	TU	HU	WU

Kototama, 50 grundlegende Wörter.

Doch war es in seiner Seele und seinem Herzen zweifellos so, dass Aikido ein Ausdruck für die Kosmologie war, die er in *Kototama* gefunden hatte. Sein Aikido war in seinem Kern eine religiöse Übung, die er auf die Grundlange der Lehre von *Kototama* stellte. Ueshiba hatte ein zutiefst religiöses Weltbild shintoistischen Ursprungs, das insbesondere beeinflusst war von seinen vielen Jahren mit der religiösen Bewegung Omotokyo.

Im traditionellen Shintoismus gibt es ein System von Kosmologie und Mystik, das *Kototama* genannt wird, und welches das Weltall ausgehend von Lauten und Vibrationen beschreibt. *Kototama* kann ungefähr mit „die Seele der Wörter" oder „der Geist der Wörter" übersetzt werden. Es ist ein System von Vokalen, Konsonanten und deren Kombinationen, in dem jeder Laut seinen Inhalt und seine dahinterliegende Bedeutung hat. Wenn die Laute kombiniert und ausgesprochen werden, sind diese dahinterliegenden Kräfte wirksam, wie Vibrationen. Sie tragen eine spezielle Bedeutung und wirken auf den, der sie ausspricht. Im *Kototama* werden also, als eine Form der Meditation oder als Reinigungszeremonie, diese in ihren Zusammenhang gesetzten Laute geübt. Sie werden rezitiert wie ein Gebet oder Mantra, die indische Form der Lautmeditation. Aber sogar in der alltäglichen Rede, so wollen es die Prinzipien von *Kototama*, wirken diese Kräfte.

Das System ist natürlich sehr alt und ist zu einer nahezu unüberblickbaren Komplexität entwickelt worden. Außerdem gibt es unterschiedliche Lehrrichtungen, aber die grundlegenden Prinzipien sind dieselben. *Kototama* bezieht seine Kosmologie aus den japanischen religiösen Urkunden des 8. Jahrhunderts, *Kojiki* und *Nihongi*. Die langen Namen der Götter und deren Abenteuer

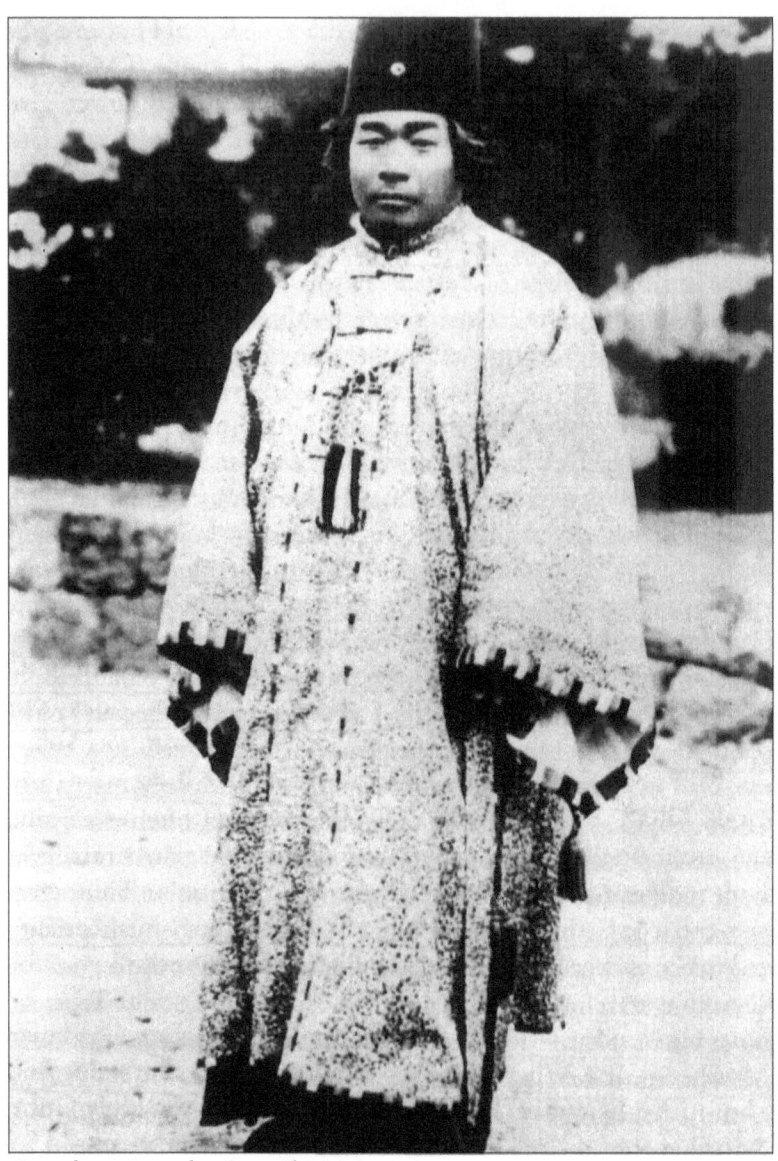

Onisaburo Deguchi, Omotokyo.

sind in der Perspektive des *Kototama* Schlüssel dafür, wie die Welt entstanden ist und welche Gesetze darin herrschen – sowohl für Menschen als auch für Götter.

Ähnliche mystische philosophische Systeme gibt es auch in anderen Religionen, wie im Buddhismus und Hinduismus, oder

Aikido

in der Kabbala des Judentums. Sogar die Anthroposophen legen den unterschiedlichen Lauten und Buchstaben einen gewissen Wert bei. Im Christentum schimmern ähnliche Gedanken durch, zum Beispiel in den ersten Zeilen des Johannes Evangeliums: „Im Anfang war das Wort, und das Wort war bei Gott, und Gott war das Wort. Dasselbe war im Anfang bei Gott. Alle Dinge sind durch dasselbe gemacht, und ohne dasselbe ist nichts gemacht, was gemacht ist.“

Möglicherweise kommen die Gedankengänge im *Kototama* vom tantrischen *Sphota-Vada*, das im 9. Jahrhundert von dem buddhistischen Priester Kukai in Japan eingeführt wurde. Er bildete die buddhistische Bewegung Shingon, Wort der Wahrheit, die es immer noch gibt. Das Wort *Shingon* ist dasselbe wie im indischen Sanskrit Mantra, heilige Wörter, die dem Menschen durch ihr Aussprechen Klarheit bringen und ihn zu einem höheren Zustand führen. Das bekannteste Mantra ist OM, das Universelle, geschrieben mit einem Symbol, das die Buchstaben A, U, M enthält. Meditiert man mit dem Mantra OM, dann soll der Laut vom unteren Teil des Bauchs hoch in den Kopf steigen, wenn er von O nach M gleitet. Eine klassische hinduistische Phrase ist Om mani padme hum: „Om, das Juwel, hat sich in der Welt offenbart.“ Diese Betrachtungsweise liegt *Kototama* sehr nahe.

Eine gewisse Renaissance in den ersten Jahrzehnten des 20. Jahrhunderts brachte *Kototama* in einige religiöse Sekten, wie Omotokyo. Einige dieser Bewegungen – jedoch nicht Omotokyo, welches eine bemerkenswert tolerante und offene Weltanschauung pflegte – sahen diese Kosmologie als einen Ausdruck für die Oberhoheit der japanischen Sprache an. Als der Kaiser am Ende des zweiten Weltkrieges vor den amerikanischen Streitkräften kapitulierte und erklärte, nur ein Mensch zu sein, kein Gott – führte die japanische Enttäuschung und Scham dazu, dass der Shintoismus an Boden verlor. Damit auch *Kototama*.

Sogar unter Japanern gibt es heute äußerst wenig Aikidolehrer, die sich mit *Kototama* auskennen, oder der Lehre auch nur das geringste Interesse entgegenbringen. Es scheint so zu sein, dass nicht einmal der letzte Doshu, Kisshomaru Ueshiba, Oberhaupt des Aikido nach Osenseis Tod bis zu seinem eigenen Ableben 1999, diesem jegliche besondere Bedeutung beimessen wollte. Dasselbe scheint für den jetzigen Doshu Moriteru Ueshiba zu gelten. Doch Toshikazu Ichimura zum Beispiel, der zwischen 1966 und 1986 als schwedischer Hauptinstruktor wirkte, studierte *Kototama* hingebungsvoll und unterrichtete darin, bis er sich in einer japanischen christlichen Bewegung engagierte. Dasselbe tat Masahiro Nakazono, der in den 60er Jahren in Frankreich wirkte und am Anfang der 70er Jahre in die USA zog, wo er *Kototama* und Naturmedizin praktizierte, aber bald völlig mit Aikido aufhörte.

Obwohl *Kototama* weit davon entfernt ist, eine sichtbare Rolle im Aikido oder einer anderen Budoart zu spielen, findet man es hier dennoch, sozusagen hinter den Kulissen. Viele *Kiais* scheinen an die Prinzipien des *Kototama* geknüpft zu sein, ebenso ein guter Teil der Kosmologie, die von Aikido und anderen Budoarten ausgedrückt wird. Wir wollen deshalb noch ein Auge auf diese verzwickte Lehre werfen.

In der japanischen religiösen Urkunde *Kojiki*, „Die Chronik der frühen Dinge", aus dem 8. Jahrhundert, wird berichtet, wie die Sonnengöttin Amaterasu einst aus Erzürnung über die Grausamkeiten der Welt weglief und sich in einer Grotte verbarg. Die Welt lag in Dunkelheit und die übrigen Götter wussten nicht, wie sie das Licht in sie zurückbringen könnten. Sie versammelten sich am Eingang der Grotte und baten darum, dass Amaterasu sich der Welt erbarmen und zurückkehren solle, aber diese ließ sich nicht erweichen. Da kamen sie auf die Idee, sie mit einem Spiegel zu locken, und Amaterasu wurde so neugierig auf ihr eigenes Spiegelbild, dass sie schließlich aus der Grotte kam, um sich selbst zu betrachten. Das Licht war in die Welt zurückgekehrt. Diese Sage ist wohl die zentrale der religiösen Legenden in Japan, das sich ja Reich der Sonne nennt. Und es liegt große Symbolik in der Begegnung der Göttin mit ihrem Spiegelbild, die das Licht wiedergebiert.

Kototama sieht das Weltall wie zwei Seiten: das, was ist, und dessen Ausdruck, Objekt und Subjekt. Das, was ist, hat keine Begrenzungen, aber ebensowenig hat es Substanz, bevor es bemerkbar wird, bevor es sich spiegelt und seiner selbst gewahr wird. So gibt es zum Beispiel den Menschen durch das, was er tut, den Abdruck, den er von sich hinterlässt. Jeder Mensch stiftet Bekanntschaft mit sich selbst dadurch, dass er seiner Handlungen, seines Körpers, seiner Gedanken und Gefühle gewahr wird. Es ist unser Bewusstsein, das unser Wesen augenfällig, das uns sozusagen wirklich macht.

Kototama erklärt die Entstehung des ganzen Weltalls mit diesen Begriffen. Zuerst war nur Chaos, die große Dunkelheit, die es gab, die aber nicht vernommen, nicht erlebt werden konnte. Als das Licht plötzlich angezündet wurde, wurde im selben Augenblick dessen Spiegelung geboren – die Wahrnehmung des Lichts. Was wäre das für ein Licht, wenn kein Auge es sehen würde?

Kototama beschreibt diesen Prozess mit Lauten, wobei das ursprüngliche dunkle Chaos U ist, welches dem Gott des Shintoismus Ameno-Minaka-Nusi entspricht. Der Betrachter ist der Laut A, der Gott Takami-Musubi, und das Betrachtete ist der Laut WA, der Gott Kami-Musubi. Wenn die betrachtende Kraft A geboren wurde, muss diese von zwei zusätzlichen Kräften gefolgt werden: Die Erinnerung an das Betrachtete, die der Laut O ist, und der Schlusssatz, das Urteil über das Betrachtete, der Laut E. Auf der Seite des Betrachteten – von WA – wird gleichzeitig WO und WE geboren.

Von diesen vieren in der der dritten Generation der Schöpfung kommen acht Kräfte, zwei aus jedem; sie sind die Konsonanten des *Kototama*: N,Y, R, M, K, S, T, H (*Kototama* betrachtet Y als einen Konsonanten, und spricht ihn wie das deutsche J aus). Schließlich gibt es eine Lebenskraft, die all das durchdringt, ein Äther ohne Grenze, der alle anderen Kräfte umschließt und sie zu einer Ganzheit werden lässt. Diese aktive Substanzseite ist der Laut I, der Gott Izanagi, und seine passive Objektseite ist der Laut WI, der Gott Izanami.

Diese zwei Götter waren ein Zwillingspaar, männlich und weiblich, die in höchstem Grad an der Schaffung der Welt beteiligt waren – sie fuhren im Meer herum und brachten auf diese Weise den Schlamm an die Oberfläche, den die Legende als Japans Ursprung ansieht. In der inzestuösen Beziehung dieser zwei soll auch das kaiserliche Geschlecht seinen Anfang genommen haben.

Ausgehend von diesem Prinzip der Entstehung werden die Laute in ein System geordnet, in dem die reinen Vokale Mütter genannt werden, die Konsonanten Väter, und die Kombinationen von diesen sind die Kinder. Ein Schema von diesen zeigt insgesamt fünfzig unterschiedliche grundlegende, einsilbige Wörter – fünf Vokale, deren fünf Spiegelungen sowie die vierzig Kombinationen mit Konsonanten. Wenn alle fünfzig Laute in einem einzigen vereint werden, wird das WN, was für das All steht.

Laute, die in diesem System nicht vorkommen – zum Beispiel die Vokale ä, ö und ü, sowie ein guter Teil Konsonanten – werden im *Kototama* als unreine Laute angesehen, von Menschen erfunden. Solche Laute sind an und für sich nicht verwerflich, aber sie tragen nicht den spirituellen Inhalt von *Kototama* in sich. Unter den außengebliebenen Konsonanten gibt es zum Beispiel L, aber die japanische Sprache unterscheidet nicht L von R, welches vorkommt. D, G und Z fehlen, aber deren stimmlose Entsprechungen T, K und S sind vorhanden. Dagegen fehlen sowohl das stimmhafte B als auch dessen stimmlose Entsprechung P, obwohl sie – sparsam – in der japanischen Sprache vorkommen. Vielleicht gibt es irgendwo eine phonetische Erklärung dafür.

Nakazono und sein Nestor Koji Ogassawara meinen, dass die Prinzipien von *Kototama* vor den Menschen verborgen wurden, als diese einst in Takamahara lebten, einer Art Garten Eden, auf dass sie kämpfen sollten, um die Welt zu erforschen und durch diese vertiefende Betrachtung diese ganz zu machen, für sich selbst zu beweisen. In über viertausend Jahren haben wir auf diese Weise unsere Welt erforscht und dargelegt, aber bald ist es Zeit, dass wir auf die grundlegenden Beweise für die Wirklichkeit von *Kototama* stoßen und da in ein drittes Zeitalter eintreten. Nakazono hat durch das Studium von Takeuti Kobunken, einem shintoistischen Klassiker, herausgefunden, dass das im Jahr 2011 geschehen sollte. Wir sollen da eine wissenschaftliche Bekräftigung der Thesen dieser Religion gefunden haben und in einer friedlichen Welt Ruhe finden, die sowohl ganz ist als auch sich selbst in ihrer Ganzheit betrachtet.

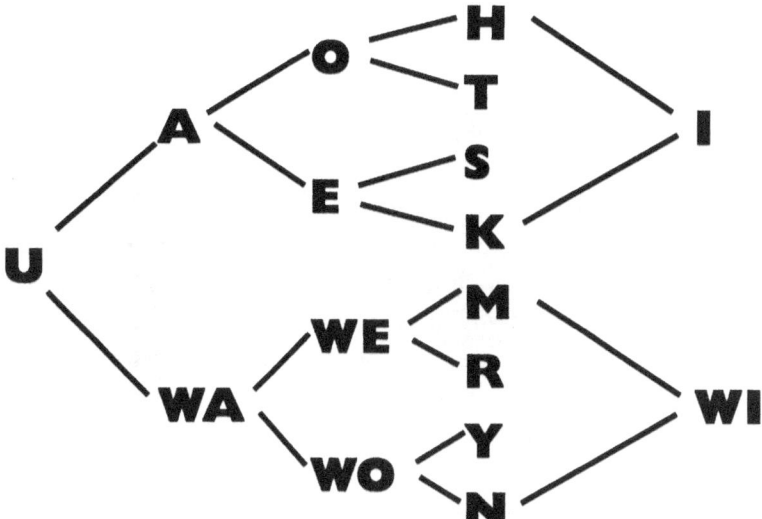

Kototama, die den Lauten innewohnende Ordnung.

Der Gedanke, dass Laute, oder richtiger gesagt Vibrationen, mit den Gesetzen und Kräften des Universums verknüpft sind, muss nicht so weit hergeholt sein. Diejenigen, die heutzutage *Kototama* ausüben, deuten gerne auf die Landgewinnungen der Physik, die in dieselbe Richtung tendieren. Licht ist Wellenbewegung, Laut auch – wenn auch bedeutend langsamer. Die Atome bestehen aus Partikelbewegungen, und der ganze Kosmos wird von verschiedenen Arten von Strahlung durchdrungen. Kurz gesagt ist alles in unserem Kosmos von periodischer Bewegung gekennzeichnet – Vibrationen, wenn man so will.

Die Frage ist, ob es etwas, das sich nicht bewegt, überhaupt geben kann. Wir sprechen von dem absoluten Nullpunkt, minus 273,16 °C, als der Kälte, da die Bewegung der Atome völlig aufhört. Sie wurde noch nirgendwo gemessen. Nichts auf der Welt scheint völlig ruhig sein zu wollen.

Im *Kototama* wird dieses Prinzip der Beweglichkeit durch Theorien über die unterschiedliche Bedeutung von Vibrationen und Lauten ergänzt. Das ist natürlich eng an die Sprache gekoppelt und an die Gefühle und Assoziationen, die unterschiedliche Laute auslösen, wenn wir sie in unseren Mund nehmen. Obwohl das Ganze auf der japanischen Sprache und Aussprache basiert, ist es nicht allzu schwer, den Gedankengang und die Erfahrungen zu erahnen, die dahinter stehen. Die fünf Vokale beschreiben Stadien in der menschlichen Entwicklung, die im Fortschreiten der ganzen Zivilisation wiederkehren.

Zuerst kommt das U, ausgesprochen wie zum Beispiel in „hungrig". Das ist das grundlegende Niveau, welches das reine Überleben und die Fortpflanzung berührt. Nur streng materielle Dinge üben eine Verlockung aus. Produktion und Vermögen.

O, ausgesprochen wie in „Organisation" ist der konstruktive Abschnitt, Ingenieurskunst und Entwicklung. Hier wird erfunden und aufgebaut, der Ehrgeiz regiert, und das Dasein wird organisiert. Die Wissenschaft steht im Zentrum.

A, ausgesprochen wie in „Artist", ist das reflektierende Stadium, in dem das Dasein begründet und geschildert wird, in dem die Sehnsucht nach Sinn und Schönheit groß wird. Kunst und Religion gehören hierher, wie auch das Gefühlsleben.

E, ausgesprochen wie in „Ethik", ist eben das ethische Niveau. Hier vermag man, die Eigenschaften und Ziele der vorhergehenden Stadien klar zu betrachten und einzusehen sowie Klarheit über recht und unrecht, gut und schlecht zu gewinnen. Die moralischen Prinzipien und die Aufgabe des Menschen im Leben stehen im Vordergrund.

I, wie in „Ziel", ist die Lebenskraft selbst, die alles umschließt. Erst wenn man dieses Niveau erreicht hat, fügt sich alles zusammen und man kann seine Einsichten realisieren, sie eins mit seinem Leben werden lassen. Das Kopfzerbrechen der früheren Ebenen verliert seine Bedeutung, alles ist klar, und der Mensch ist sozusagen vollendet und gleichzeitig wie neugeboren. Dieses höchste Stadium ist in sich nichts Neues, es haucht den Erfahrungen aller vorhergehenden Stadien lediglich Leben ein, setzt sie in ihren richtigen Zusammenhang.

Mehrere gewöhnliche *Kiais* lassen sich wie Richtungen auf dieser Entwicklungsleiter beschreiben. UI, das Ichimura anwandte, beschreibt die Länge der ganzen Leiter vom Grund bis zur Spitze, wie ein Stimulantium, um sich nach oben zu bewegen und zu zeigen, dass es der Bewegung an nichts fehlt. EI sind nur die zwei obersten Sprossen, in denen die ethische Dimension unter-

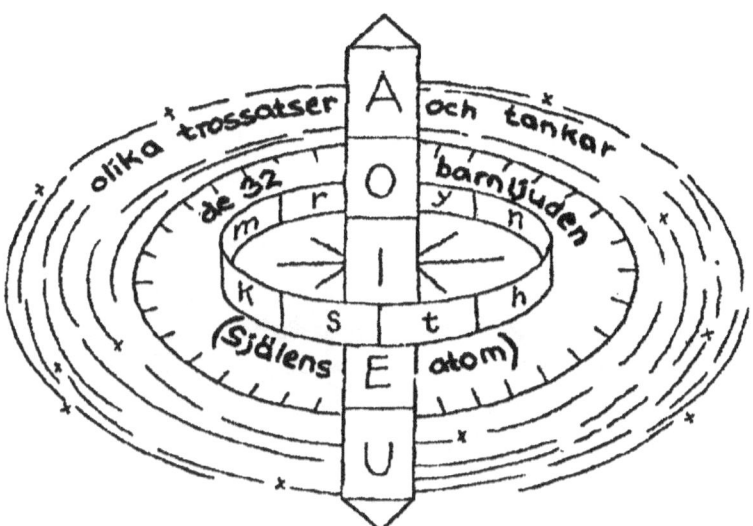

Das kosmologisches Gyroskop des Kototama, entnommen aus „Gyroskop des Lebens", ein Heft übersetzt von Nakazono, herausgegeben vom schwedischen Aikikai Anfang der 70er Jahre. Zeichnung: Stefan Stenudd.

strichen und dann zu wirklichem Leben erweckt wird – hier drückt der *Kiai* ein moralisches Recht zu Handlung aus und einen Wunsch, dass diese für das Gute wirken soll, Leben geben soll, anstatt es zu stehlen. *Kiai*, die in die entgegengesetzte Richtung die Leiter abwärts wandern, sind nicht so üblich, insbesondere nicht unter Japanern, und müssen laut *Kototama* als unglücklich betrachtet werden. Wer gern IA ausruft, offenbart damit, dass er mit seiner Technik das Leben zu einer Kunst begrenzen will, das heißt, dass er mit narzisstischer Entzückung sein Vermögen vorführt.

Die Konsonanten, die sogenannten Vaterlaute, sind nicht so leicht zu erklären. Sie kommen paarweise aus O, WO, E, WE, da wiederum die reinen Vokale für das subjektiv Aktive und deren Gegensätze für das objektiv Passive stehen, was auch für die Konsonanten gilt. Die ersten vier, N, Y, R, M gehören zu der passiven Seite und haben weich ausgestreckte Töne. Die vier, die zur aktiven Seite gehören, K, S, T, H sind kurz und hart im Ton, außer dem S, das jedoch vielleicht mit seiner Schärfe trotzdem dieser Gruppe in seinem Ton am nächsten liegt. Die Konsonanten haben Eigenschaften, die an sich Richtungen sind, und deshalb bedeutungslos, bevor sie etwas tragen – das heißt mit Vokalen kombiniert werden.

N wird angezogen und Y entfernt sich, R wirbelt und M rotiert, K berührt und S durchdringt, T verbreitet und H entwickelt. Die ersten vier sind vom passiven Typ, die letzten vom aktiven.

Wenn so Konsonanten und Vokale ihre Kinder bilden, bekommen diese eine spezielle Bedeutung, darauf beruhend, aus welchen Lauten sie Kombinationen darstellen. Diese Bedeutungen sind oft abstrakt und schwer zu begreifen, wenn sie von Verkündern des *Kototama* präsentiert werden. Obwohl die Kinderlaute die allerkonkretesten Ausdrücke für diese Prinzipien sein sollen, werden die Erklärungen vage, so als ob sie unmöglich dechiffriert werden könnten. Man könnte das wohl mit den Atomen vergleichen, die umso unbegreiflicher für die Wissenschaft zu werden scheinen, je weiter man in sie vordringt, in je kleinere Bestandteile es gelingt, sie aufzuteilen.

Wir werden es trotzdem mit einem den Schweden nahestehenden Beispiel versuchen.

Wenn wir lachen, kann der Laut oft beschrieben werden wie der Konsonant H in Kombination mit einem Vokal. Es klingt ungefähr so – und wir schreiben es so, eine Tatsache, der vom *Kototama* eine große symbolische Bedeutung zuerkannt wird. H beinhaltet immer entwickeln, wie die Blume, wenn sie ausschlägt, oder auch das Feuer, wenn es sich verzehrt. Das Lachen wellt aus dem Inneren hervor und es gehört natürlich zu dem Agierenden, zu dem, welcher betrachtet. Die Wahl des Vokals enthüllt weiterhin den Charakter des Lachens, dessen Geist.

HI ist da das glückliche Gelächter, das in Entzückung schwelgt darüber, dass es einen gibt und dass man dieses Lustige erleben kann, was es auch ist. Das Lachen ist wie ein Rausch, ein Kitzeln.

HE ist das siegesgewisse Gelächter dessen, der weiß, dass er recht hat, der seine Pläne aufgehen sieht oder der andere erniedrigt. Das Lachen hat nicht so viel mit Freude zu tun, sondern mit Analyse und Schlussfolgerung. Leider klingt es oft überlegen oder ausgesprochen hämisch.

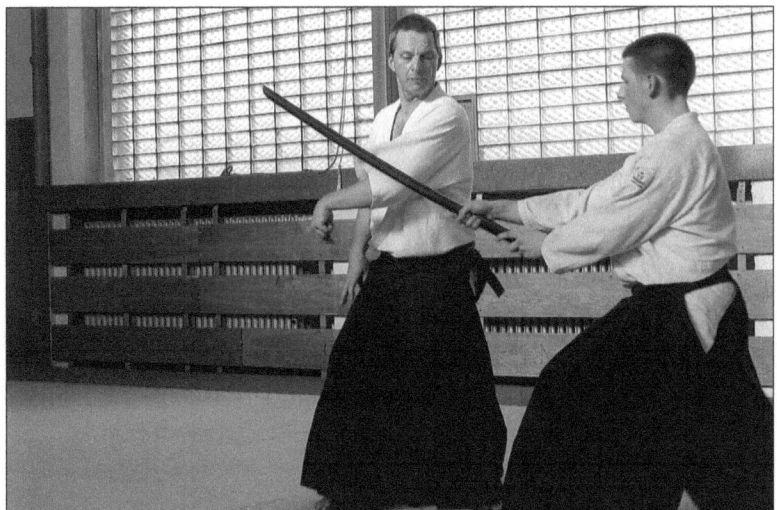

Tachidori, Verteidigung gegen Schwert. Während eines Seminars in Pardubice, Tschechien, zeigt der Autor den Taisabaki-Schritt gleich zu Beginn der Technik. Er dient dazu, dem Angriff auszuweichen. Foto: Leos Matousek.

HA ist das schallende Gelächter, in dem das Gefühl der Freude wirklich herausgelassen wird. Hier ist gerade das Gefühl das Zentrale, sich zu amüsieren und das zu zeigen. Ein solches Lachen muss laut sein und lang klingen. Wenn die Silbe nur einmal ausgesprochen wird, drückt sie Stolz, Triumph aus.

HO ist das Lachen des schwedischen Weihnachtskobolds, ganz klar. Der dicke Alte, der mit Geschenken kommt und um die Welt fährt, um ein wenig materielle Freude zu verbreiten. Das ist das Lachen derer, die von irgendwo kommen und auf dem Weg woandershin sind, die sich erlauben können, ein wenig auf dem Weg zu lachen, aber ihre Fahrt dennoch nicht abbrechen.

HU ist das tiefe Gelächter aus dem dunklen Inneren des Menschen. Es folgt meist nach einer grusligen Geschichte oder einer anderen Sache, vor der man sich fürchten kann. Das Gefühl ist obskur, es könnte fast genauso gut ein Weinen oder ein unzufriedenes Grunzen sein. Der Laut ist schwer zu deuten und damit beunruhigend, weit entfernt von Munterkeit.

Gewiss ist das Voranstehende kaum mehr als Onomatopoetik aus Comicheften, und soll nicht ernster genommen werden. Gleichzeitig ist es bemerkenswert, wenn schon die Rede von

Comicsprache ist, wie es eben dieser gelingt, menschlichen Ausdruck und Gefühl in einzelnen Symbolen hervorzubringen – und wie nahe diese an *Kototama* herankommen. Das wirklich glückliche Kichern wird ja in Comics mit TI-HI umschrieben, welches zufällig genau das Wortpaar ist, das aus O gebildet wird. Das gibt einem zu denken.

Nun, wenn wir zum *Kiai* der Budokünste zurückkehren, so kann man mit *Kototama* konstatieren, dass unterschiedliche Budoarten klug daran tun, den *Kiai* danach auszuwählen, was sie zustandebringen wollen. Wenn man in Karatedo *Tameshiware* üben will, das Zerschlagen von Gegenständen, ist eine Kombination von S für das Durchdringen und O für die Technik, das Konstruktive und Destruktive, am geeignetsten. Interessanterweise haben Karate-Ausübende auch die Gewohnheit, einander mit einem Wort, das wie OS klingt, zu grüßen und damit auf ihre Lehrer zu antworten – d.h. seine Technik anwenden, um durchzudringen.

Der Karateka, der dem, welchen er trifft, lieber Leben schenken will, sollte SI als *Kiai* anwenden – durchdringen, um Leben zu geben, wie die Spritze mit Medizin für den kranken Patienten.

In Aikido sollten vielleicht die Konsonanten R und M, wirbeln und rotieren, die naheliegendsten sein, und der Vokal A, der auch der Anfangsbuchstabe dieser Budokunst ist. So wird es wie ein Tanz. Wünscht man ein Aikido, das sich an das friedliche Prinzip hält und wie ein Erzieher sein will, muss der Vokal selbstverständlich E sein. Vielleicht KE, um auf den Partner zuzugehen und ihn zu berichtigen, dann TE, um die Kräfte zu verbreiten und den Kampf zunichte zu machen – das entspricht den Schritten *Irimi* und *Tenkan*.

Man kann natürlich nicht darauf verzichten zu versuchen, mit *Kototama* das Wort Aikido zu analysieren. Die ersten zwei Vokale beschreiben die Bewegung von Kunst und Gefühl zum Leben selbst – eine Kunst, die Leben geben soll, das ist unleugbar Osenseis Wunsch. *Ki* ist die Kraft, etwas, das das Leben selbst berührt und es damit ständig stimuliert. *Do* wird in *Kototama* TO, Wissen und Können verbreiten. Eine Erklärung des ganzen Begriffes wird so ungefähr: Wissen darüber verbreiten, wie man

Aikido

das Leben selbst stimuliert, um die Kunst grenzenlos lebendig zu machen.

Man kann sich vorstellen, dass es möglich ist, solchem Studium eine Lebenszeit zu widmen, und dass dieses, auf solche Weise ausgedrückt, einen Wert weit über den Trainingsraum hinaus haben kann. Sonst könnten nicht Jahr um Jahr, Jahrzehnt um Jahrzehnt, Menschen vom Aikido angezogen werden. Die meisten, die so lange trainieren, haben keine Antwort darauf, warum es dazu gekommen ist und was sie dort gehalten hast – vielleicht kann *Kototama* das formulieren, vielleicht nicht. Ich habe jedoch gemerkt, dass sowohl dessen Prinzipien als auch seine Übungen das Training inspirieren und diesem neue, frische Blickwinkel geben, sogar (oder besonders) für die, welche die längste Zeit mit Aikido hinter sich haben.

www.ingramcontent.com/pod-product-compliance
Lightning Source LLC
Chambersburg PA
CBHW030254130626
46549CB00002B/531